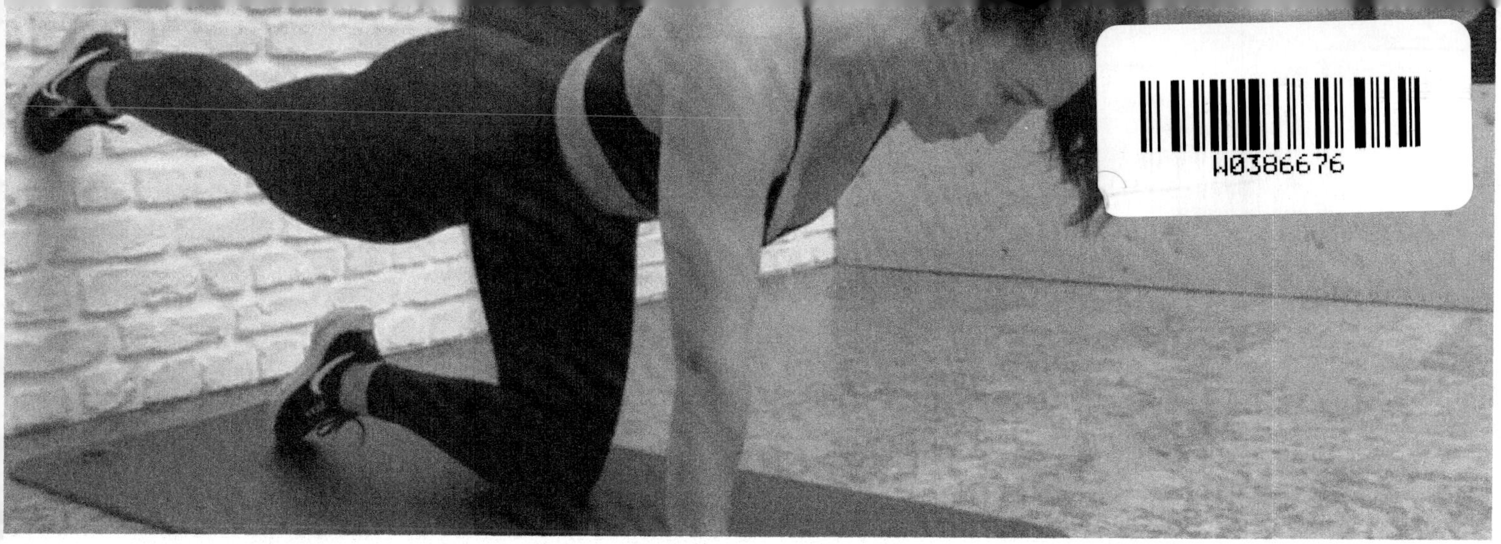

PILATES AU MUR

Pour les Femmes

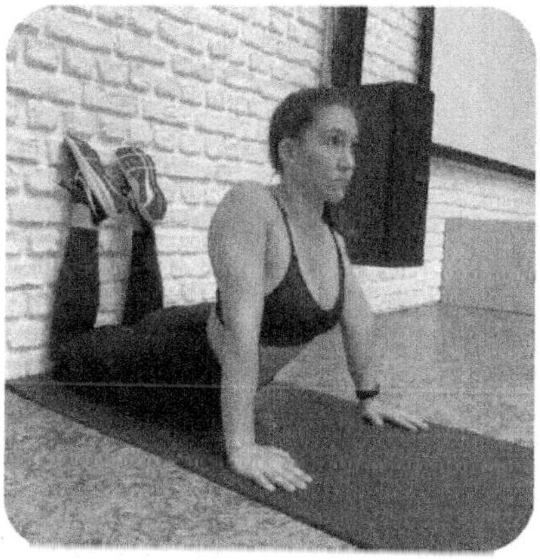

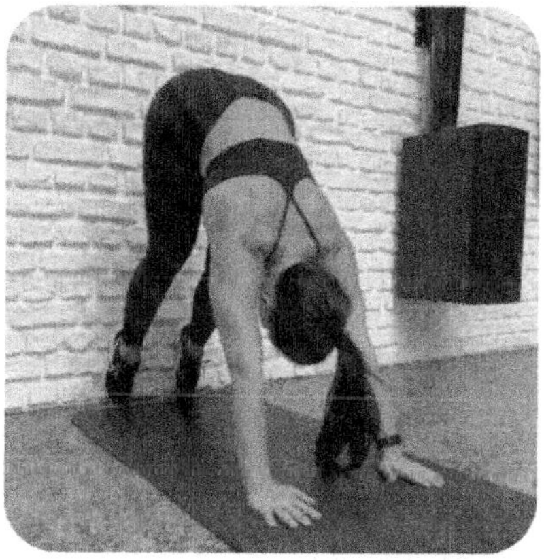

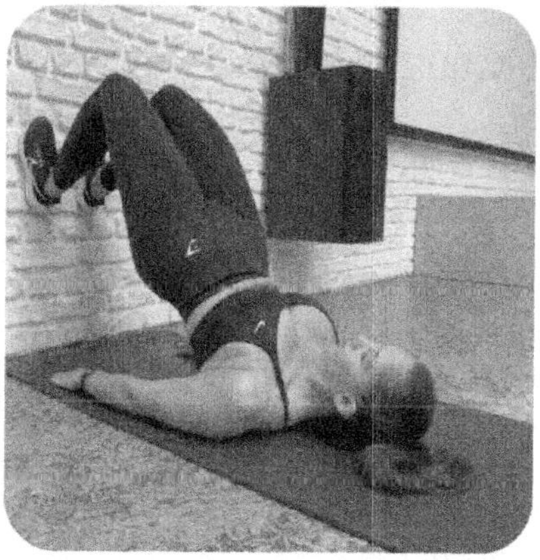

FLEXIBILITÉ

ÉQUILIBRE

FORCE

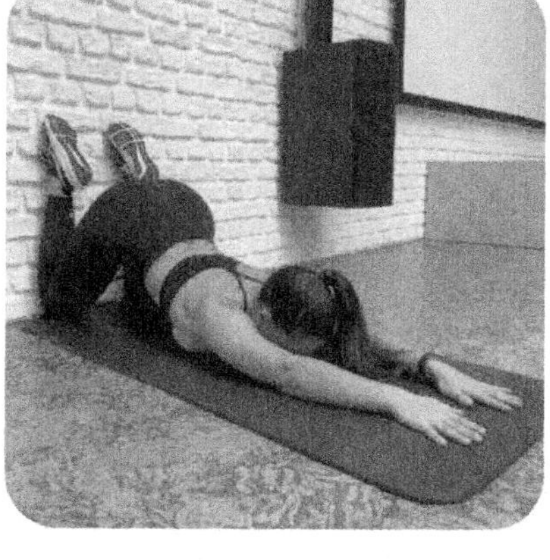

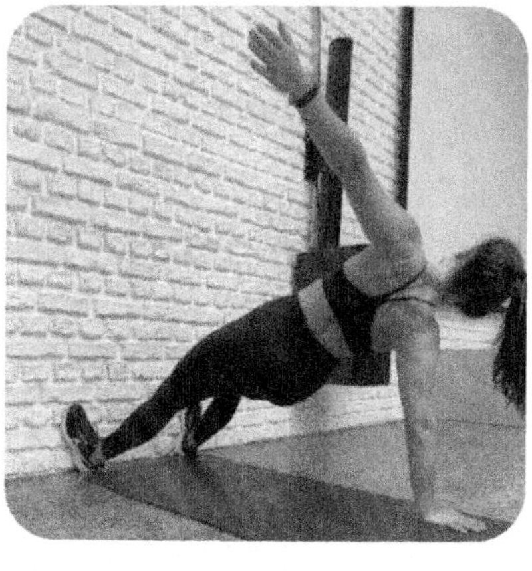

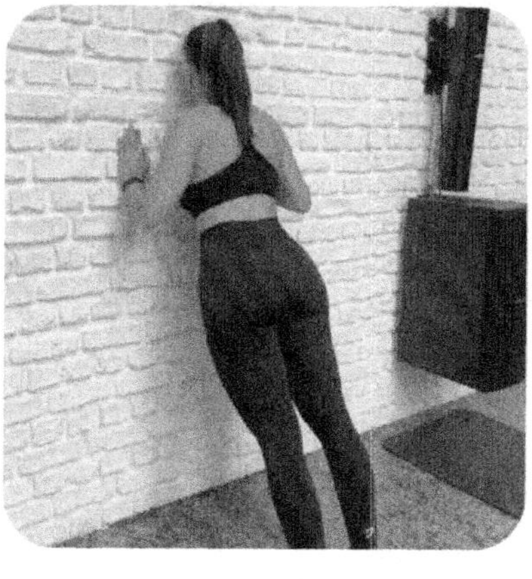

Eva Ross

TABLE DES MATIÈRES

Introduction

À quoi s'attendre de ce livre et pourquoi il est unique et efficace :

Dans ce livre complet, vous ne faites pas que lire, vous vous lancez dans un voyage de remise en forme transformateur spécialement conçu pour le Pilates mural. Qu'est-ce qui distingue ce guide ? C'est une expérience multimédia agrémentée d'images vivantes et de vidéos didactiques étape par étape qui rendent chaque exercice parfaitement clair. Que vous soyez débutant, intermédiaire ou avancé, vous trouverez des programmes d'entraînement méticuleusement conçus pour trois niveaux d'expertise différents.

Mais ce n'est pas tout ! J'ai également inclus un défi de 30 jours qui vous poussera vers de nouveaux sommets, garantissant que vous restiez engagé et que vous voyiez des résultats concrets. Il ne s'agit pas simplement d'exercices aléatoires ; ce sont des routines ciblées visant à atteindre des objectifs de remise en forme spécifiques tels que la perte de poids, la force du noyau ou la flexibilité.
Et pour couronner le tout, je propose des conseils nutritionnels et des astuces pour le bien-être afin de garantir une approche équilibrée et holistique de votre santé.

Ce guide est votre ressource ultime pour le Pilates mural, alors pourquoi se contenter de moins ? Plongez et transformez votre voyage de remise en forme dès aujourd'hui !

Pilates mural : L'essentiel à savoir

Le Pilates mural, une variante contemporaine de la méthode classique du Pilates, s'est taillé une place de choix dans le monde du fitness, évoluant pour répondre aux exigences des pratiquants modernes. Ses origines remontent à l'esprit innovant de Joseph Pilates, qui a toujours mis l'accent sur l'adaptabilité et la progression dans son enseignement. Alors que les passionnés cherchaient des moyens de diversifier leurs routines et de s'adapter aux contraintes d'espace, le mur est apparu comme un outil inestimable, offrant à la fois soutien et résistance. Cette adaptation n'a pas seulement rendu le Pilates plus accessible, mais a également introduit une gamme d'exercices qui défient de manière unique l'équilibre, la force et la flexibilité du corps.

Il y a plusieurs avantages au Pilates mural. La surface inébranlable du mur fournit un retour immédiat, garantissant que les pratiquants maintiennent un alignement et une posture optimaux. De plus, la résistance ajoutée lors de la poussée ou de la traction contre le mur amplifie l'engagement musculaire, conduisant à une force et à une tonification accrues.

De plus, pour ceux qui se remettent de blessures ou qui cherchent une introduction plus douce au Pilates, le mur offre le soutien nécessaire, permettant une progression graduelle en intensité.

On peut dire que le Pilates mural illustre l'évolution du fitness, montrant comment les méthodes traditionnelles peuvent être adaptées de manière innovante pour répondre aux besoins contemporains tout en préservant leurs principes fondamentaux.

Chapitre 1 : Pilates mural : Ce dont vous avez vraiment besoin

Équipement et outils

Comme vous le savez déjà, le Pilates mural offre une combinaison unique d'exercices qui utilisent le mur comme principal accessoire. Pour maximiser les avantages de cette pratique et garantir la sécurité, certains équipements et outils sont recommandés et dans ce chapitre, je vais vous présenter les essentiels.

1. Unité murale

La pierre angulaire du Pilates mural, l'unité murale, est un équipement spécialisé conçu pour fournir soutien, résistance et polyvalence. Généralement fabriquée avec des matériaux robustes, elle comporte souvent divers accessoires tels que des ressorts, des barres et des sangles. Ces composants permettent une large gamme d'exercices, ciblant différents groupes musculaires et offrant différents niveaux de résistance.

Avantages :

- **Soutien :** L'unité murale offre un point d'ancrage stable, garantissant que les exercices sont effectués avec un alignement et une forme appropriés.
- **Polyvalence :** Avec ses multiples accessoires, l'unité murale peut être adaptée pour de nombreux exercices, répondant aux besoins des pratiquants de tous niveaux.
- **Sécurité :** Sa construction robuste garantit que les exercices sont effectués en toute sécurité, minimisant le risque de blessure.

2. Tapis de Pilates

Bien que le mur soit le point central du Pilates mural, le sol joue un rôle important dans de nombreux exercices. Un tapis de Pilates, plus épais et plus dense qu'un tapis de yoga ordinaire, est essentiel. Il offre un amortissement et un soutien, en particulier pour les exercices qui impliquent de s'allonger ou de s'agenouiller.

Avantages :

- **Confort :** Le tapis offre une surface amortie, protégeant la colonne vertébrale, les articulations et les os pendant les exercices.
- **Adhérence :** Fabriqué avec des matériaux antidérapants, le tapis de Pilates assure la stabilité, évitant les glissements ou mouvements indésirables.
- **Hygiène :** Un tapis personnel garantit la propreté, en particulier lors de la pratique dans des espaces partagés.

3. Bandes de résistance (Conseillées, mais non essentielles)

Bien qu'elles ne soient pas strictement nécessaires pour le Pilates mural, les bandes de résistance sont vivement recommandées pour ceux qui souhaitent intensifier leurs entraînements. Ces bandes élastiques offrent différents degrés de résistance, permettant aux pratiquants d'adapter le niveau de difficulté de leurs exercices.

Avantages :

- **Adaptabilité :** Disponibles en différents niveaux de résistance, ces bandes conviennent aussi bien aux débutants qu'aux pratiquants avancés.
- **Résistance accrue :** Pour ceux qui cherchent à augmenter le défi, les bandes de résistance peuvent ajouter une couche supplémentaire de difficulté aux exercices.
- **Portabilité :** Légères et compactes, elles sont faciles à transporter, ce qui les rend parfaites pour les entraînements en déplacement ou les voyages.

Exigences d'espace et zone de pratique

Pour bénéficier des nombreux avantages que le Pilates mural offre, il est essentiel de disposer d'une zone de pratique correctement aménagée et dans ce paragraphe, je vais vous donner des informations importantes sur les exigences d'espace et je vais partager avec vous des considérations essentielles pour créer un environnement de Pilates mural optimal.

1. Évaluation des besoins en espace

Il est essentiel d'évaluer l'espace dont vous disposez. Voici quelques directives :

- **Espace mural :** Idéalement, vous aurez besoin d'une zone murale dégagée qui soit au moins aussi haute que vous et d'environ 1,2 mètre de large. Cela garantit que vous pouvez effectuer une gamme d'exercices sans restriction.
- **Espace au sol :** Une zone dégagée d'environ 1,8x1,8 mètres devant le mur permettra des mouvements adéquats, en particulier pour les exercices nécessitant une certaine distance par rapport au mur.
- **Hauteur du plafond :** Assurez-vous qu'il y a suffisamment d'espace en hauteur, surtout si vous prévoyez d'intégrer des exercices de saut ou debout.

2. Choisir le bon mur

Tous les murs ne sont pas créés égaux. Voici ce qu'il faut rechercher :

- **Solidité :** Le mur doit être solide et exempt de tout signe de dommage. N'oubliez pas que vous vous appuierez dessus, il doit donc supporter votre poids.
- **Sans obstructions :** Le mur choisi doit être dégagé de tout élément fixe, décoration ou fenêtre.
- **Surface lisse :** Un mur lisse est préférable car il réduit le risque d'égratignures ou de blessures.

3. Considérations sur le sol

Le sol est tout aussi important dans le Pilates mural. Voici ce qu'il faut prendre en compte :

- **Surface antidérapante :** Le parquet, le stratifié ou un tapis antidérapant peuvent être idéaux. Évitez les surfaces trop glissantes pour prévenir les accidents.
- **Amortissement :** Bien que vous ayez besoin de stabilité, un peu d'amortissement peut être bénéfique, en particulier pour les exercices qui impliquent de s'allonger. Envisagez d'utiliser un tapis de Pilates ou de yoga épais.

4. **Créer une ambiance**

Votre espace de Pilates mural doit être accueillant et propice à la concentration :

- **Éclairage :** La lumière naturelle est idéale, mais si cela n'est pas possible, optez pour un éclairage ambiant doux.
- **Ventilation :** Assurez-vous que la pièce est bien ventilée. L'air frais peut revigorer votre pratique.
- **Distractions minimales :** Gardez l'espace libre de tout encombrement inutile. Envisagez un espace dédié au Pilates mural si possible.

Définissez Vos Objectifs

Dans la même veine que le Pilates traditionnel, disposer d'une feuille de route pour votre programme de Pilates mural est essentiel pour vous maintenir sur la bonne voie, énergisé et conscient de vos progrès. Voici un plan pour une planification efficace :

Évaluez Votre État Physique : Avant de commencer, il est crucial de connaître votre point de départ. Considérez :

- *Pouvez-vous bouger librement vos bras et vos jambes ?*
- *Y a-t-il des zones d'inconfort ou de douleur, comme dans votre dos ou vos articulations ?*
- *Est-ce confortable pour vous de vous allonger à plat sur le dos ?*
- *Avez-vous des problèmes d'équilibre ?*
- *Avez-vous besoin d'aide pour les activités physiques de base ?*

Ces considérations vous aideront à déterminer si le Pilates mural vous convient, car il implique une variété de mouvements physiques malgré le soutien supplémentaire d'un mur.

Identifiez Ce Que Vous Souhaitez Accomplir : Définissez clairement ce que vous espérez tirer de vos séances de Pilates mural. Cela pourrait être n'importe quoi, de l'amélioration de votre flexibilité au renforcement de votre sangle abdominale.

Élaborez des Objectifs Concrets : Visez des objectifs qui sont :

Concrets : Au lieu d'un objectif général comme "devenir plus flexible", précisez ce que cela signifie pour vous, comme être capable de toucher vos orteils.

Quantifiables : Mettez en place des mesures pour évaluer votre amélioration.

Réalistes : Choisissez des objectifs qui vous poussent mais qui sont à votre portée.

Alignés : Assurez-vous que vos objectifs correspondent à vos aspirations fitness plus larges et sont adaptés au Pilates mural.

Limités dans le temps : Fixez un délai pour atteindre vos objectifs, ajoutant un sentiment d'urgence à vos efforts.

Segmentez Vos Objectifs : Divisez votre objectif principal en petites cibles qui servent de tremplins vers votre objectif ultime.

Formulez Votre Stratégie : Élaborez une routine bien définie qui précise la fréquence et la durée de vos séances de Pilates mural chaque semaine.

Restez sur la Bonne Voie et Ajustez Votre Approche : La régularité est la pierre angulaire pour atteindre vos objectifs de fitness. Cependant, il est tout aussi important d'être flexible avec votre programme. Par exemple, si vous ressentez un inconfort en essayant certaines étirements, envisagez de ralentir ou de réduire la fréquence pendant un moment. Vous pouvez revenir à votre routine initiale une fois que vous êtes en forme.

Suivez Votre Parcours : Tenir un registre de vos entraînements est crucial pour évaluer vos progrès. Documentez les exercices spécifiques, le nombre de séries et de répétitions, et les ajustements que vous avez effectués. Utilisez ces registres en conjonction avec vos mini-objectifs pour évaluer vos avancées.

Préparation Avant de Commencer : Vous avez aménagé votre espace et défini vos objectifs, mais avant de commencer votre parcours de Pilates mural, il y a encore du travail à faire.

Comprendre les fondamentaux comme l'alignement correct, la posture et l'engagement du tronc est essentiel. Cette connaissance de base enrichit non seulement votre expérience d'exercice, mais minimise également le risque de blessure.

Chapitre 2 : Sécurité et Précautions

Comme toute activité physique, elle comporte son lot de risques et dans ce chapitre, je vais partager avec vous les précautions à prendre pour garantir une expérience de Pilates mural sûre et sans blessures.

1. **Un bon alignement est essentiel**

Comprendre l'importance de l'alignement est très important. Un mauvais alignement peut entraîner un stress excessif sur les articulations et les muscles, augmentant le risque de blessure.

Astuce : Commencez toujours les exercices avec une colonne vertébrale neutre. Imaginez une corde qui vous tire vers le haut depuis le sommet de votre tête, allongeant votre colonne vertébrale contre le mur.

2. **Échauffez-vous avant de commencer**

Se lancer directement dans les exercices peut choquer les muscles froids, les rendant sujets aux tensions.

Astuce : Consacrez au moins 10 minutes à l'échauffement. Des étirements doux et des mouvements de Pilates de base peuvent préparer votre corps à des exercices muraux plus intensifs.

3. **Connaissez vos limites**

Bien que repousser ses limites puisse conduire à la croissance, il est essentiel de reconnaître et de respecter les limites de votre corps. Une surexertion peut entraîner des tensions ou même des blessures plus graves.

Astuce : Si un mouvement provoque une douleur (à ne pas confondre avec un inconfort), arrêtez immédiatement. Consultez un instructeur certifié pour vous assurer que vous effectuez correctement l'exercice.

4. **Utilisez des chaussures appropriées**

Bien que le Pilates traditionnel se pratique souvent pieds nus, le Pilates mural peut nécessiter plus d'adhérence, surtout lorsqu'on utilise le mur comme support.

Astuce : Optez pour des chaussettes antidérapantes ou des chaussures offrant une bonne adhérence, spécialement conçues pour ce type d'entraînements.

5. **Assurez-vous d'un environnement sûr**

Le mur que vous choisissez pour vos exercices doit être solide et dégagé de toute obstruction. Assurez-vous d'avoir suffisamment d'espace autour de vous pour bouger librement.

Astuce : Retirez tout meuble ou obstacle potentiel à proximité. Si vous utilisez des accessoires, assurez-vous qu'ils sont en bon état et adaptés à l'exercice.

6. **Restez hydraté**

Les muscles fonctionnent mieux lorsqu'ils sont bien hydratés. La déshydratation peut entraîner des crampes musculaires et une diminution des performances.

Astuce : Gardez une bouteille d'eau à proximité et buvez régulièrement, surtout lors de séances plus longues.

7. **Concentrez-vous sur la respiration**

La respiration est un élément fondamental du Pilates. Un contrôle adéquat de la respiration peut aider à la précision du mouvement et prévenir les tensions inutiles.

Astuce : En général, expirez lors de l'effort d'un mouvement et inspirez lors du relâchement. Ce rythme peut aider à stabiliser le tronc et à donner plus de puissance à vos exercices.

Rappelez-vous : Maintenir concentration et conscience pendant ces entraînements est primordial. Lorsque les pratiquants glissent, s'étirent et poussent contre le mur, l'esprit doit être accordé à chaque subtil changement du corps. Les distractions, qu'elles soient externes ou internes, peuvent perturber le flux et même conduire à des blessures potentielles.

Pour exploiter pleinement les avantages du Pilates mural, il faut cultiver un profond sens de la pleine conscience. Cela implique d'être présent dans l'instant, de ressentir chaque contraction musculaire et de visualiser les mouvements du corps en synchronie avec la respiration.

Une telle conscience accrue non seulement renforce l'efficacité de chaque exercice, mais transforme également l'entraînement en une expérience méditative. Avec le temps, cette attention focalisée déborde sur la vie quotidienne, favorisant un sentiment accru de bien-être et une connexion plus profonde à son soi physique.

Chapitre 3 : Échauffement et Récupération

L'Importance de l'Échauffement

Tout comme un musicien accorde son instrument avant une performance, un pratiquant de Pilates mural doit préparer son corps aux exigences des exercices à venir. Les exercices d'échauffement servent à augmenter progressivement le rythme cardiaque, garantissant un flux efficace de sang riche en oxygène vers les muscles.

Cela améliore non seulement la flexibilité, mais réduit également le risque de tensions et de blessures. Le mur, composant central de cette discipline, peut être efficacement utilisé pendant les échauffements, fournissant un retour tactile et aidant à l'alignement de la colonne vertébrale et des membres.

En s'étirant et en bougeant pendant la phase initiale, le corps s'harmonise avec le mur, favorisant une connexion et une conscience plus profondes.

Cette phase préparatoire, souvent négligée par précipitation, est la base sur laquelle le succès d'une séance de Pilates mural est construit. Elle donne le ton, garantissant que le corps et l'esprit sont synchronisés, prêts à relever les défis et à récolter les récompenses de l'entraînement.

Au-delà de la Stimulation de la Circulation, les Échauffements Offrent des Avantages Supplémentaires :

Conditionne les Articulations : Les exercices initiaux aident à mobiliser vos articulations, améliorant leur flexibilité et réduisant le risque de blessure ou de tension.

Sollicite Plusieurs Zones Musculaires : En faisant des échauffements, vous ne vous étirez pas seulement, mais vous activez également une gamme de muscles, les préparant pour l'entraînement plus intense à venir.

Accentue la Conscience Corporelle : Ces exercices préliminaires servent également de forme de pleine conscience, vous aidant à prendre davantage conscience de l'alignement et des mouvements de votre corps, ce qui est crucial lors de la pratique du Pilates mural.

Prépare le Tronc: Les échauffements servent également à activer vos muscles centraux, comme le transverse de l'abdomen et le plancher pelvien, fournissant une base solide pour les exercices de Pilates mural à venir.

Améliore la Concentration Mentale : En plus de la préparation physique, les échauffements vous aident à vous concentrer mentalement, préparant le terrain pour une séance d'entraînement concentrée et efficace.

EXERCICES D'ÉCHAUFFEMENT

SCANNEZ LE CODE QR

EXPLICATION VIDÉO

MONTÉES DE GENOUX AU MUR

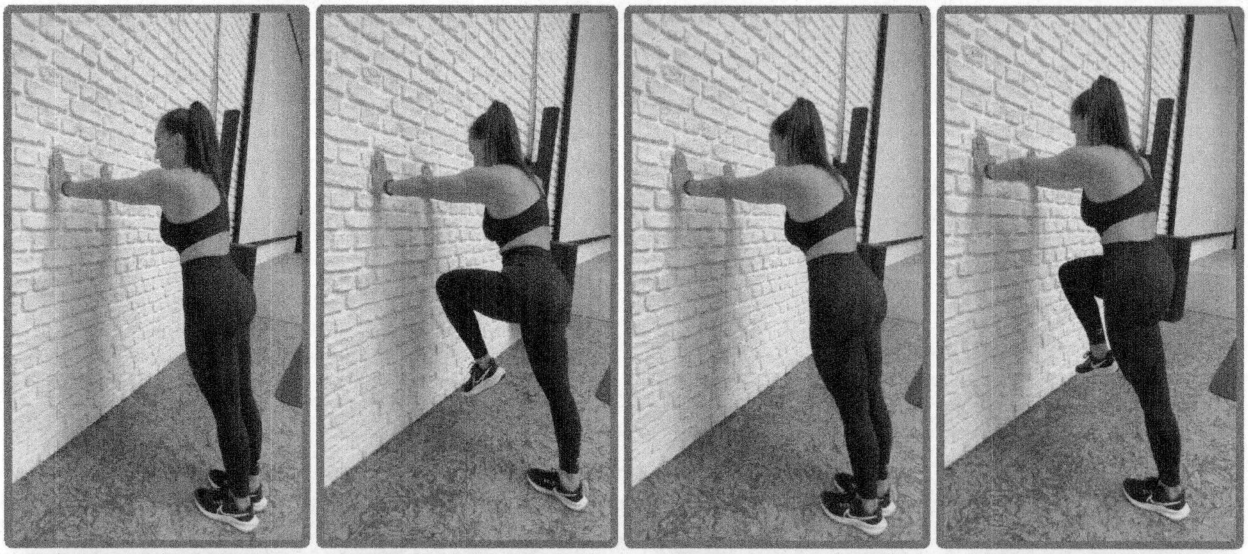

POSITION DE DÉPART | MOUVEMENT | RETOUR | ALTERNEZ

Position de départ : Commencez en vous tournant vers le mur. Placez vos mains sur le mur à hauteur de poitrine, un peu plus larges que la largeur de vos épaules. Reculez vos pieds et mettez-vous en position de planche avec votre corps légèrement incliné par rapport au mur. Assurez-vous que votre sangle abdominale est bien engagée et que votre corps forme une ligne droite de la tête aux talons.

Mouvement : Ramenez un genou vers votre poitrine tout en gardant le reste de votre corps stable et vos hanches alignées. Cela imite le mouvement d'escalade.

Retour : Étendez la jambe à sa position de départ.

Alternez : Répétez le mouvement avec l'autre jambe.

Continuez : Effectuez l'exercice pour un nombre déterminé de répétitions ou pendant une durée définie, en alternant les jambes.

SCANNEZ LE CODE QR
EXPLICATION VIDÉO

FENTES LATÉRALES AU MUR

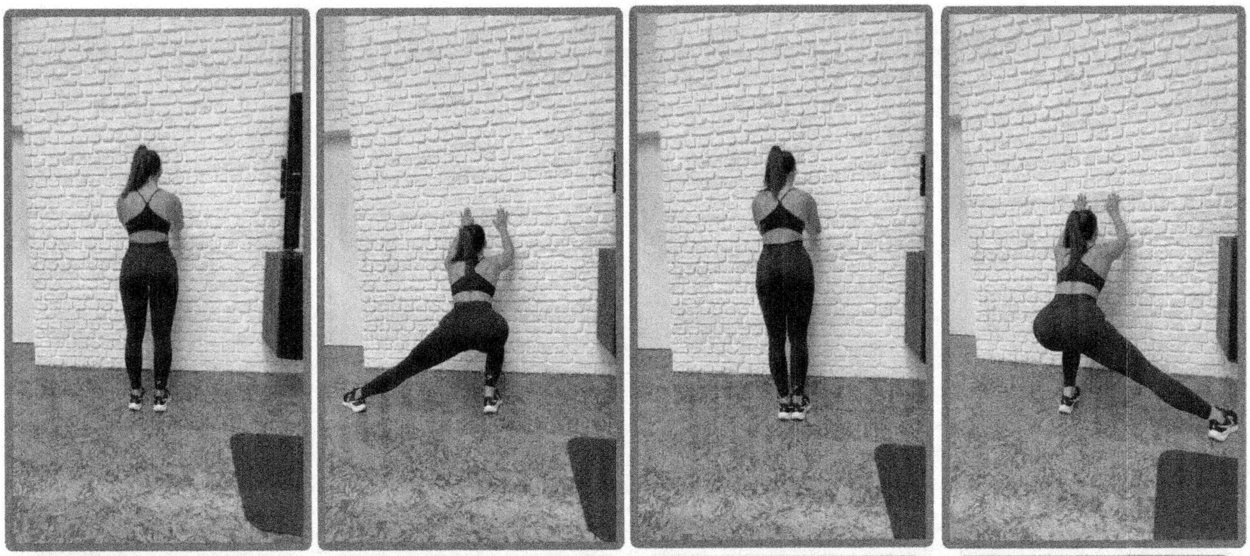

POSITION DE DÉPART | MOUVEMENT | RETOUR | ALTERNEZ

Position de départ : Placez-vous face au mur, avec les deux bras appuyés contre le mur pour vous soutenir.

Mouvement : Commencez par étendre une jambe latéralement (sur le côté), en la gardant droite et parallèle au mur avec le pied restant au sol. En même temps, la jambe opposée reste proche du mur et se plie vers l'avant, formant un angle de 90° avec le sol.

Interaction avec le mur : Lorsque vous effectuez le mouvement, assurez-vous que vos bras restent en contact avec le mur. Cela offre une stabilité et garantit que vous sollicitez bien votre sangle abdominale et que vous maintenez un bon alignement. Le mur sert de guide et vous aide à garder l'équilibre.

Retour : Ramenez la jambe étendue et celle pliée à la position de départ.

Alternez : répétez le mouvement avec l'autre jambe.

SCANNEZ LE CODE QR
EXPLICATION VIDÉO

BALANCEMENTS DE JAMBE AU MUR

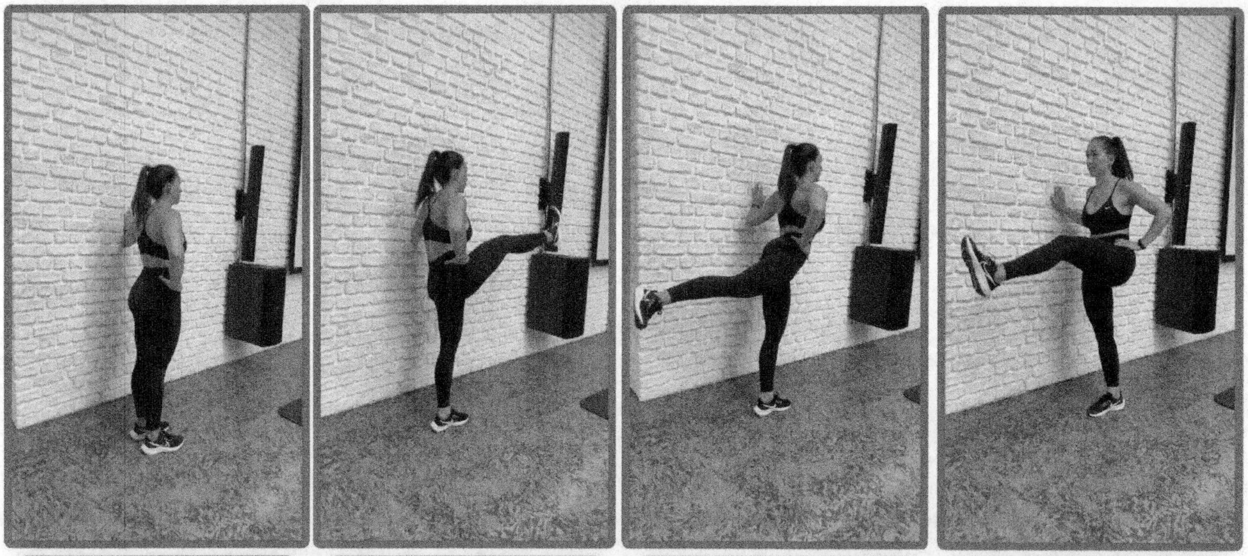

POSITION DE DÉPART | MOUVEMENT 1 | MOUVEMENT 2 | CHANGEMENT

Positionnement : Placez-vous de profil par rapport au mur, avec le côté de votre corps proche du mur. Tendez le bras le plus proche du mur et reposez-le légèrement contre celui-ci avec un léger pli au coude pour vous soutenir. Assurez-vous d'être à une distance confortable du mur pour faciliter le mouvement de balancement.

Position de départ : Transférez votre poids sur la jambe la plus proche du mur.

Mouvement de balancement : Avec la jambe la plus éloignée du mur, balancez-la vers l'avant, en la soulevant devant vous à peu près à la hauteur de la hanche ou aussi haut que votre souplesse le permet. Ensuite, balancez-la vers l'arrière de manière contrôlée, comme si vous donniez un coup de pied derrière vous. Assurez-vous de ne pas cambrer votre dos pendant le mouvement arrière.

Changement : Répétez avec l'autre côté et répétez le mouvement.

SCANNEZ LE CODE QR
EXPLICATION VIDÉO

ÉLÉVATIONS DE JAMBE AU MUR

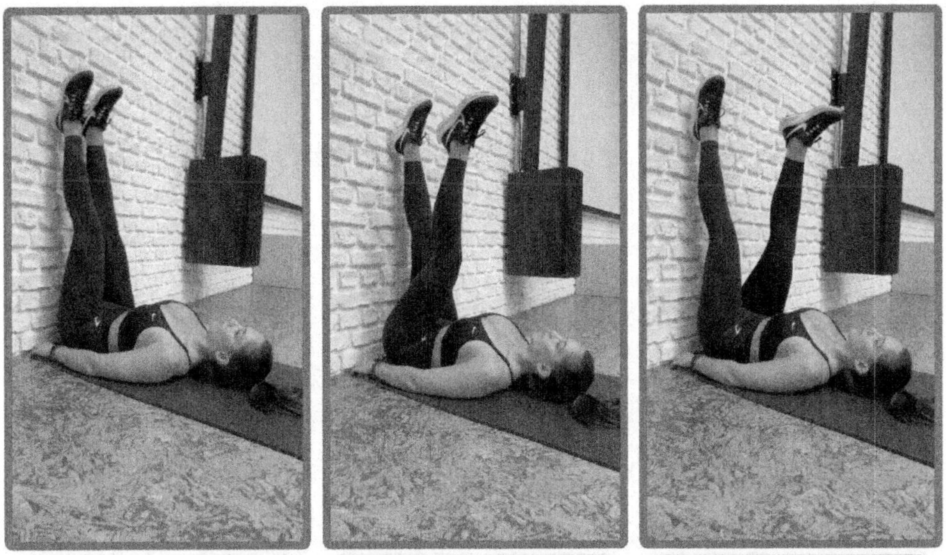

POSITION DE DÉPART | MOUVEMENT | ALTERNEZ

Position : Allongez-vous sur le dos au sol, avec vos jambes tendues à la verticale contre le mur. Vos fesses devraient être aussi près du mur que possible et vos jambes collées l'une à l'autre.
Placez vos bras le long de votre corps, paumes vers le bas, pour vous stabiliser.

Exécution : Contractez vos muscles abdominaux, en pressant votre bas du dos contre le sol.
Descendez lentement votre jambe droite vers le sol, en gardant le genou tendu. Descendez autant que vous le pouvez sans décoller votre bas du dos du sol.
Maintenez la position abaissée pendant un instant, en vous concentrant sur la contraction des muscles de votre abdomen et de votre jambe.
Remontez lentement la jambe pour qu'elle rejoigne la jambe gauche contre le mur.

Alternez : Répétez le mouvement avec la jambe gauche.

SCANNEZ LE CODE QR
EXPLICATION VIDÉO

ÉLÉVATIONS DES MOLLETS AU MUR

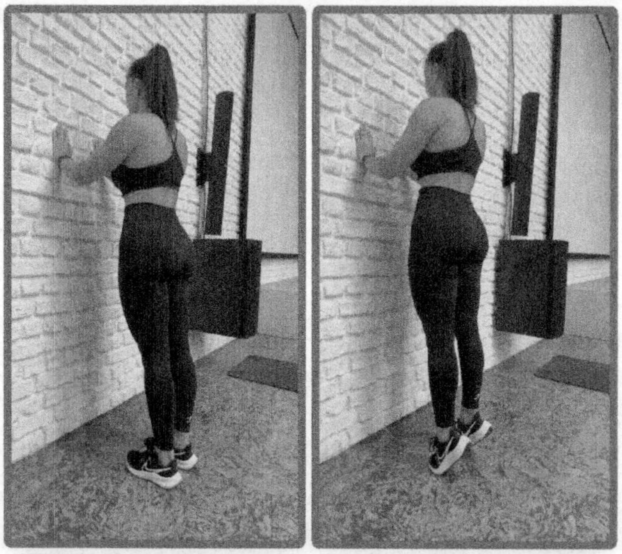

POSITION DE DÉPART | MOUVEMENT

Position : Tenez-vous droite face à un mur, les pieds écartés de la largeur de vos hanches. Placez vos mains sur le mur à la hauteur de votre poitrine pour maintenir l'équilibre.

Mouvement : Montez lentement sur la pointe de vos pieds, en soulevant vos talons le plus haut possible pour solliciter les muscles de vos mollets.

Maintenez la position haute un instant, en veillant à bien utiliser vos mollets et sans pousser excessivement avec vos mains.

Descendez lentement vos talons au sol.

SCANNEZ LE CODE QR
EXPLICATION VIDÉO

CERCLES DE BRAS

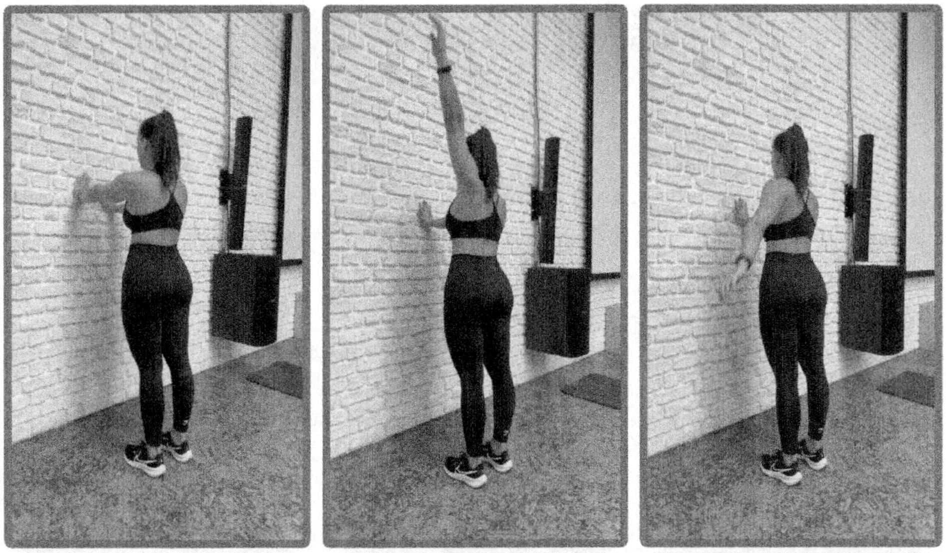

POSITION DE DÉPART | MOUVEMENT 1 | MOUVEMENT 2

Positionnement : Placez-vous face au mur, à environ une longueur de bras de distance. Vos pieds doivent être écartés à la largeur de vos hanches et votre posture doit être droite.

Position de départ : Tendez vos bras vers l'avant de sorte que vos doigts ou paumes (selon la longueur de votre bras et votre confort) touchent le mur à la hauteur des épaules.

Mouvement : Commencez à faire de petits cercles avec votre bras, en gardant les doigts ou la paume en contact avec le mur. Le mouvement doit partir des épaules. Assurez-vous que le mouvement est contrôlé et que vous n'utilisez pas de momentum.

Alternance : Répétez avec l'autre bras.

Variations : Vous pouvez effectuer les cercles dans les deux directions, horaire et antihoraire. Avec le temps, vous pouvez augmenter la taille des cercles pour davantage défier la mobilité de votre épaule. Une autre variation consiste à changer la hauteur des mains, en les montant ou les descendant sur le mur, pour cibler différentes parties des muscles de l'épaule. (comme sur les photos et la vidéo)

SCANNEZ LE CODE QR
EXPLICATION VIDÉO

CERCLES D'UNE JAMBE AU MUR

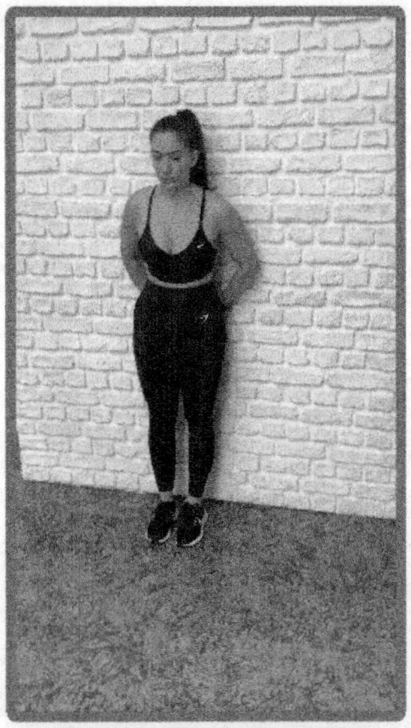
POSITION DE DÉPART

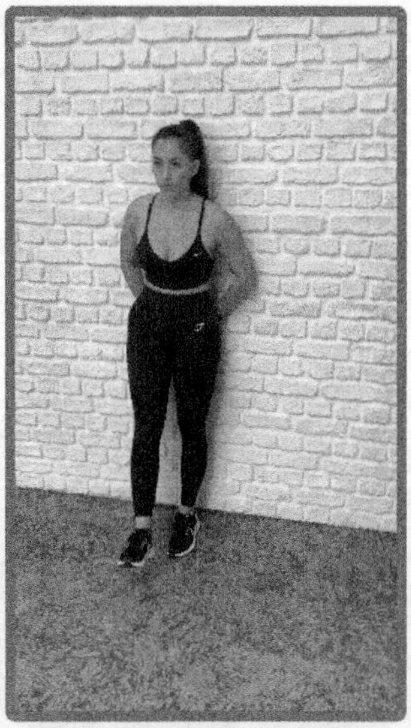
MOUVEMENT 1

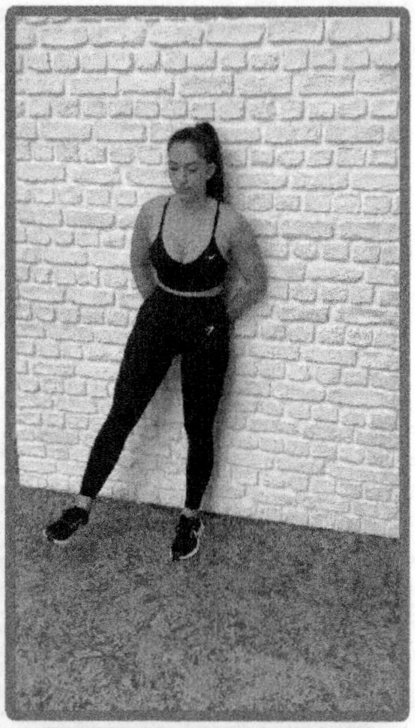
MOUVEMENT 2

Position de départ : Placez-vous debout avec votre dos contre le mur, en veillant à ce que votre tête, vos épaules et vos hanches soient en contact avec le mur.

Mettez vos pieds à la largeur de vos hanches et à environ 30 centimètres du mur.

Engagez vos muscles abdominaux pour appuyer le bas de votre dos contre le mur.

Exécution : Levez lentement votre jambe droite du sol, en gardant le genou droit ou légèrement fléchi selon votre souplesse.

Commencez à faire des cercles contrôlés avec votre jambe levée. Assurez-vous que le mouvement provient de l'articulation de la hanche et non du genou ou de la cheville.

Gardez votre bassin stable et évitez tout basculement ou décalage. Le mur vous fournira un retour d'information, vous assurant de maintenir une posture stable.

Alternance : Reposez la jambe et répétez avec la jambe gauche.

SCANNEZ LE CODE QR
EXPLICATION VIDÉO

ANGES AU MUR

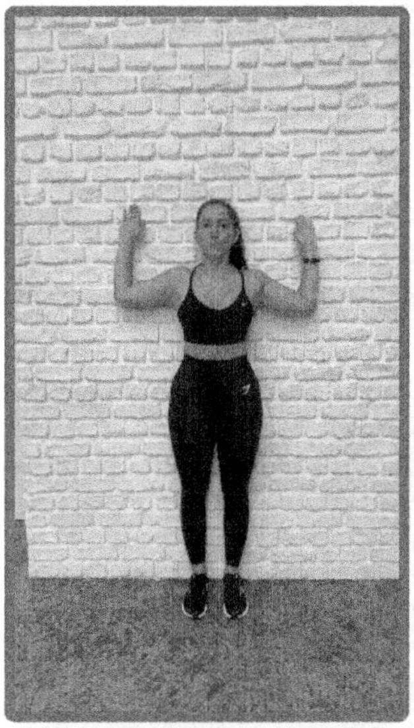

POSITION DE DÉPART

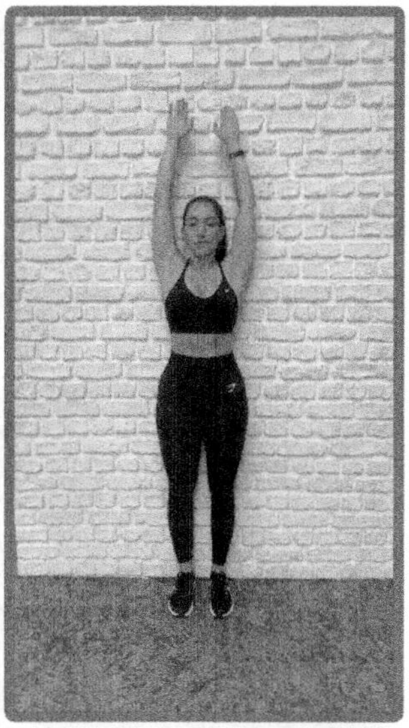

MOUVEMENT

Position de départ : Placez-vous dos contre un mur. Vos pieds peuvent être à quelques centimètres du mur, et vos genoux doivent être légèrement fléchis. L'arrière de votre tête, le haut de votre dos et votre coccyx doivent être en contact avec le mur.

Position des bras : Pliez vos coudes à un angle de 90 degrés et levez vos bras à la hauteur des épaules, formant un "W" avec vos bras et votre torse. Le dos de vos mains, vos poignets et vos coudes doivent être pressés contre le mur autant que possible.

Le mouvement : Faites glisser lentement vos bras le long du mur, en essayant de garder vos poignets et coudes en contact avec celui-ci. Étendez-les aussi haut que possible sans que votre dos se cambre loin du mur. Vos bras formeront un "Y" en haut du mouvement.

Retour : Faites glisser lentement vos bras pour revenir à la position "W" de départ.

SCANNEZ LE CODE QR
EXPLICATION VIDÉO

GENOU AU NEZ

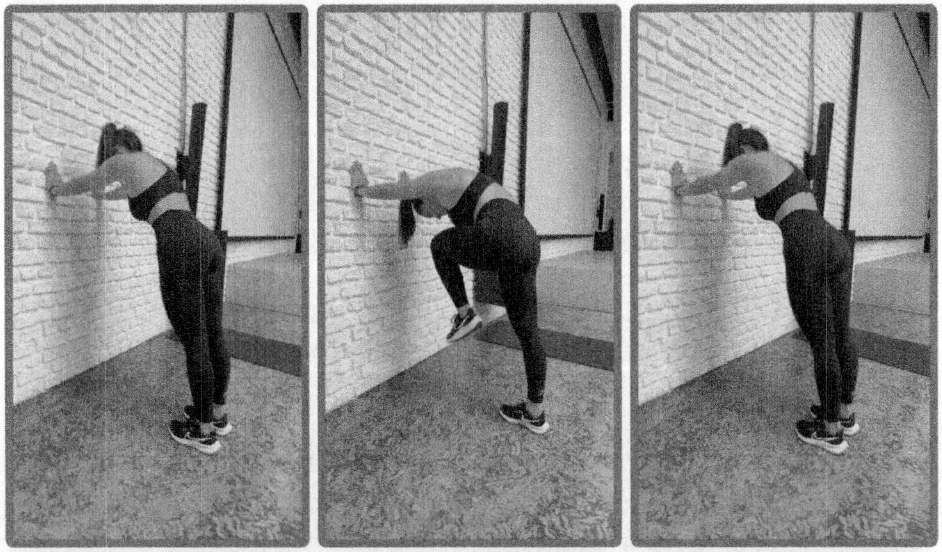

POSITION DE DÉPART | MOUVEMENT | RETOUR

Position de départ : Tiens-toi face au mur. Place tes mains sur le mur à hauteur d'épaules, doigts écartés pour plus de stabilité. Fais un pas en arrière de quelques pieds afin que ton corps forme une ligne diagonale de la tête aux talons.

Mouvement : Contracte tes abdominaux. En expirant, lève un genou vers ta poitrine tout en rapprochant simultanément ton nez du genou. Ta colonne vertébrale s'arrondira légèrement en faisant cela, et le pied de la jambe en mouvement se décollera du sol.

Retour : Inspire en redescendant ta jambe à sa position de départ, en appuyant la plante du pied au sol et en étirant la colonne vertébrale pour revenir à la ligne diagonale.

SCANNEZ LE CODE QR
EXPLICATION VIDÉO

ÉLÉVATION DE JAMBE + EXTENSION ARRIERE AU MUR

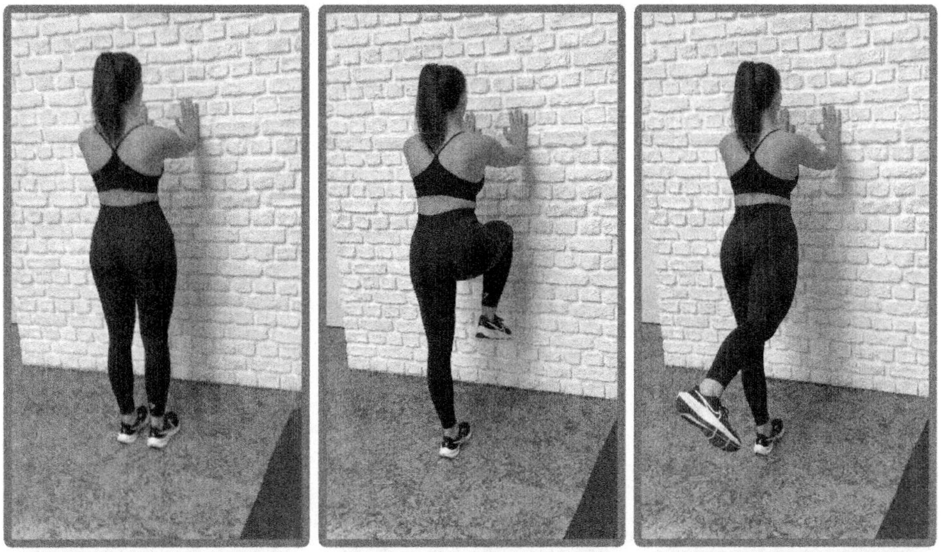

POSITION DE DÉPART | LEVER DE JAMBE | COUP DE PIED

Position de départ : Placez-vous face au mur. Vos bras sont presque entièrement tendus, avec les paumes de vos mains appuyées contre le mur, et votre dos est droit.

Lever de Jambe : Commencez l'exercice en levant un genou, comme si vous donniez un coup de genou. Le genou doit être à la hauteur de la hanche ou un peu plus haut. Contractez vos abdominaux pour assurer la stabilité.

Coup de Pied en Arrière : Depuis cette position, tendez la jambe vers l'arrière dans un mouvement contrôlé. Gardez votre dos droit et assurez-vous d'activer vos fessiers pendant ce mouvement.

EXERCICES DE RETOUR AU CALME

Le Rôle des Exercices de Retour au Calme

Les exercices de retour au calme, souvent éclipsés par l'intensité des mouvements principaux de Wall Pilates, jouent un rôle essentiel dans l'approche holistique de ce régime de fitness unique. Ces exercices servent de pont, faisant passer le corps d'un état d'activité intense à un état de repos, garantissant que les muscles, le rythme cardiaque et la respiration reviennent progressivement à leurs niveaux de base.

Dans le contexte du Wall Pilates, les techniques de retour au calme impliquent souvent des étirements doux et des exercices de respiration contrôlée effectués contre le mur. Par exemple, un étirement des ischio-jambiers assisté par le mur non seulement allonge les muscles travaillés pendant la séance, mais fournit également un retour sur l'alignement et la posture.

De même, des glissades profondes contre le mur, où l'on glisse le long du mur pour s'asseoir tout en prenant de profondes inspirations, peuvent aider à libérer la tension du dos et des hanches.

Incorporer ces techniques de retour au calme non seulement minimise le risque de blessure et de douleurs musculaires, mais améliore également la souplesse et favorise la relaxation mentale. Lorsque les pratiquants concluent leur séance de Wall Pilates, c'est cette phase de retour au calme délibéré et conscient qui garantit qu'ils emportent les bienfaits de leur entraînement dans leur vie quotidienne, se sentant à la fois physiquement revigorés et mentalement centrés.

SCANNEZ LE CODE QR
EXPLICATION VIDÉO

POSTURE DU COBRA AU MUR

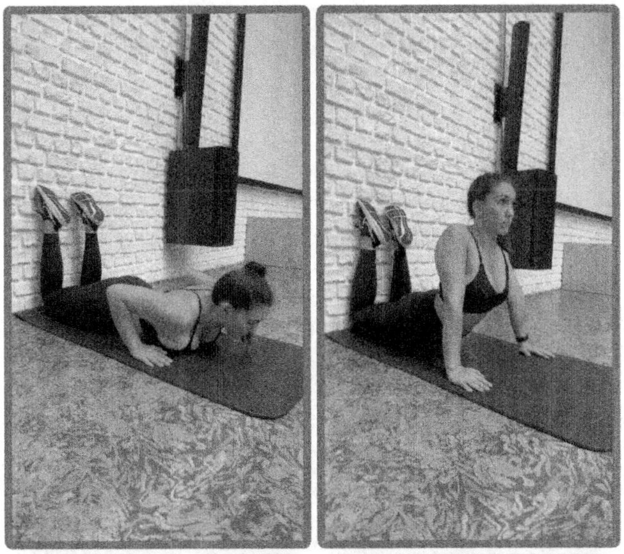

POSITION DE DÉPART | EXÉCUTION

Position de départ : Commencez par vous allonger face contre terre avec vos tibias et pieds appuyés contre le mur et vos cuisses sur le tapis, formant un angle de 90° avec vos jambes. Vos bras sont positionnés latéralement comme si vous vous apprêtiez à faire une pompe.

Exécution : Utilisez la force de vos bras et de vos épaules pour vous soulever, en gardant vos pieds et tibias pressés contre le mur. Engagez votre sangle abdominale pour garantir la stabilité.

Maintien et Retour : Une fois soulevée, maintenez cette position un instant, en vous assurant d'avoir une posture correcte et d'activer les muscles appropriés. Abaissez lentement votre corps, revenant à la position initiale avec vos cuisses sur le tapis.

Objectif : Cet étirement cible la poitrine, les épaules et l'avant du torse. Il est excellent pour contrer la courbure vers l'avant que beaucoup d'entre nous développons en restant assises à nos bureaux ou en regardant nos téléphones. Le mur offre un support, vous permettant de contrôler la profondeur de l'étirement et d'assurer un alignement correct.

SCANNEZ LE CODE QR
EXPLICATION VIDÉO

POSTURE DU CHAT AU MUR

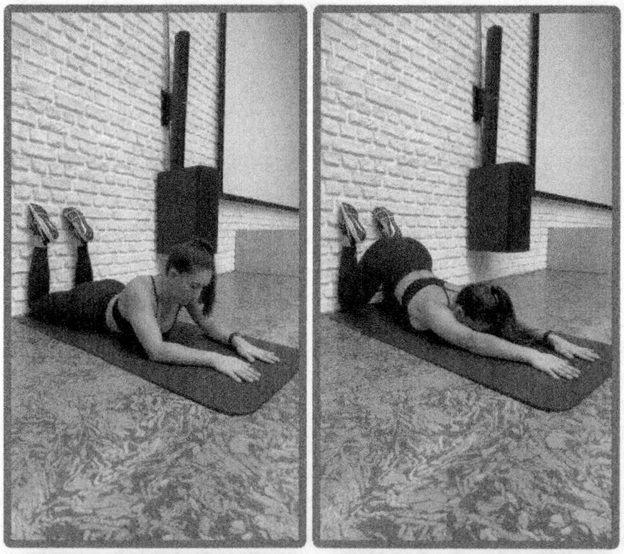

POSITION DE DÉPART

EXÉCUTION

Position de départ : Commencez par vous allonger face contre terre sur votre tapis, appuyée sur vos coudes qui sont pliés à un angle de 90 degrés et positionnés devant vous. Vos genoux doivent être appuyés contre le mur, et vos tibias pressés contre celui-ci.

Exécution : De cette position, tendez vos bras pour les redresser, en poussant vos hanches vers l'arrière jusqu'à ce qu'elles touchent vos talons. Revenez à votre position initiale. Coordonnez votre respiration en expirant lorsque vous soulevez vos hanches et en inspirant lorsque vous redescendez sur vos coudes.

SCANNEZ LE CODE QR
EXPLICATION VIDÉO

ÉTIREMENT DU BAS DU CORPS

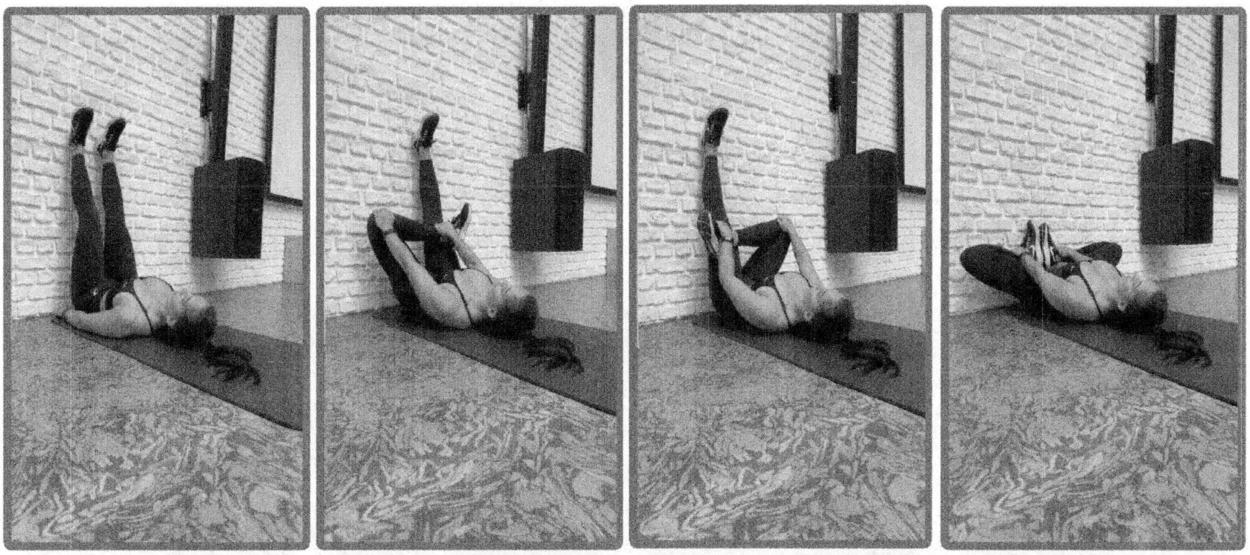

POSITION DE DÉPART | PREMIÈRE JAMBE | DEUXIÈME JAMBE | LES DEUX JAMBES

Positionnement : Commencez par vous allonger sur le dos au sol, près d'un mur. Vos fesses devraient être aussi près du mur que confortablement possible, avec vos jambes tendues droit vers le haut du mur.

Entrée dans l'étirement : Ouvrez lentement vos jambes en forme de "V", laissant la gravité les tirer vers le sol. Cela étirera l'intérieur des cuisses.

Étirement de la Hanche Externe : Pour un étirement plus profond des hanches extérieures et des fessiers, pliez vos genoux et placez vos pieds ensemble sur le mur, laissant vos genoux s'écarter sur les côtés. Cette position ressemble à un étirement en papillon mais est assistée par le mur.
Vous pouvez intensifier l'étirement en appuyant doucement sur vos cuisses ou vos genoux, les poussant plus près du sol. Assurez-vous de le faire en douceur et sans forcer l'étirement.

Relâchement : Pour sortir de l'étirement, utilisez vos mains pour soutenir vos jambes lorsque vous les ramenez ensemble et vers le haut du mur. Roulez lentement sur un côté et utilisez vos bras pour vous pousser jusqu'à une position assise.

SCANNEZ LE CODE QR
EXPLICATION VIDÉO

POSTURE DU CHIOT ASSISTÉE PAR LE MUR

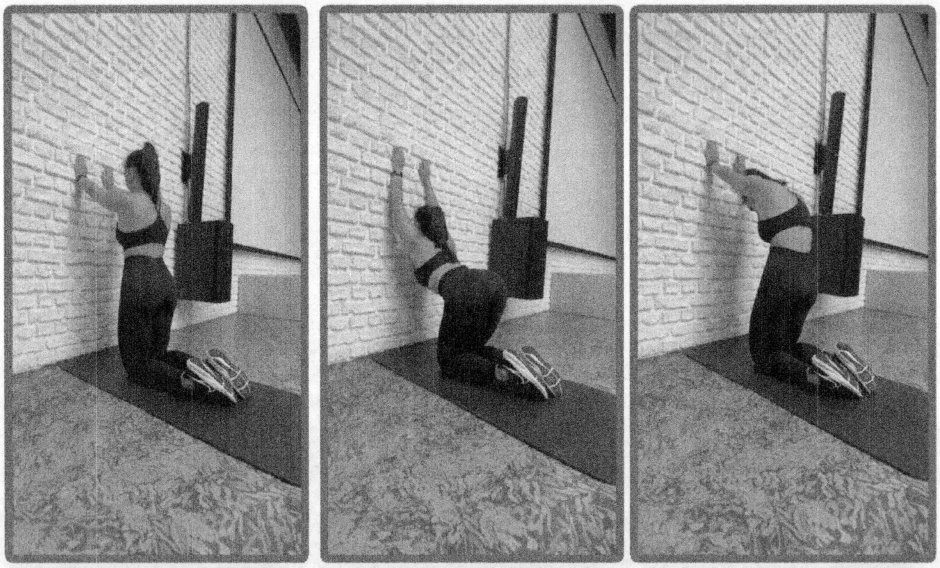

POSITION DE DÉPART | EXÉCUTION | RELÂCHEMENT

Position de départ : Commencez en faisant face au mur. Placez-vous à quelques pas de celui-ci.

Installation : Posez vos mains sur le mur à peu près à hauteur de poitrine, les doigts bien écartés.

Exécution : En expirant, commencez à reculer vos pieds et à plier au niveau des hanches, permettant à votre poitrine de se rapprocher du sol. Vos bras devraient rester droits et vos mains appuyées contre le mur. Le but est de créer un étirement le long de la colonne vertébrale et dans les épaules.

Approfondissement de l'étirement : Pour approfondir l'étirement, vous pouvez monter vos mains un peu plus haut sur le mur ou reculer davantage vos pieds. Assurez-vous que vos hanches restent au-dessus de vos genoux.

Maintien : Gardez la pose pendant plusieurs respirations, ressentant l'étirement dans vos épaules, poitrine, et colonne vertébrale.

Relâchement : Pour sortir de la pose, avancez vos pieds et levez lentement votre buste, revenant à la position de départ.

SCANNEZ LE CODE QR
EXPLICATION VIDÉO

POSTURE DU SPHINX AU MUR

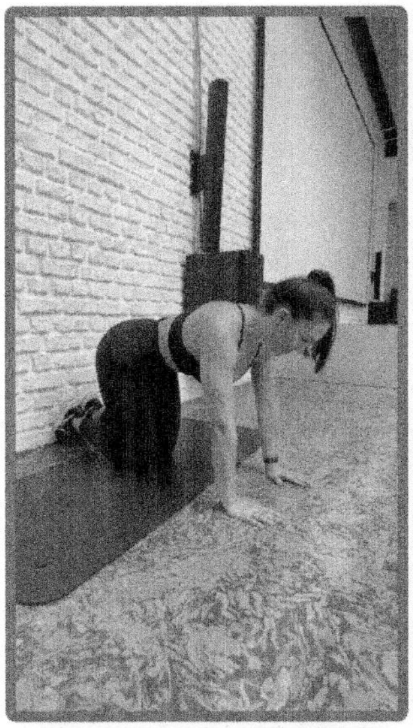

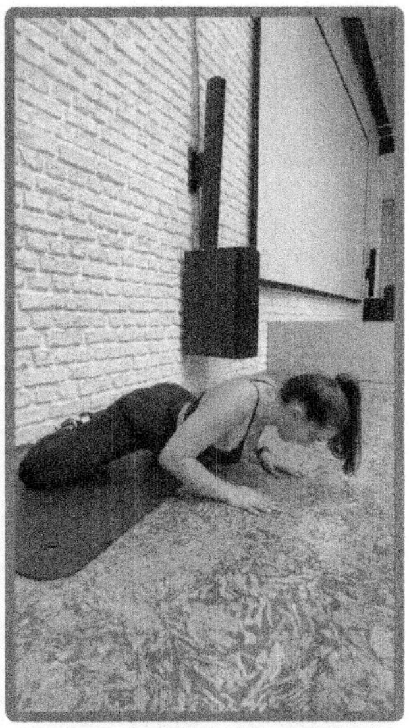

POSITION DE DÉPART

EXÉCUTION

Position de départ : Commencez en vous allongeant sur le ventre, en plaçant vos pieds contre un mur.

Exécution : Élevez-vous sur vos avant-bras, en vous assurant que vos coudes sont directement sous vos épaules. Appuyez sur le sol avec vos paumes et vos avant-bras pour soulever votre poitrine, créant ainsi une légère courbure dans votre dos. Intensifiez l'étirement en appuyant vos pieds contre le mur.

EXERCICES POUR LES ABDOS & LE CENTRE

SCANNEZ LE CODE QR
EXPLICATION VIDÉO

VERSION CRUNCH POUR LE CENTRE ET LES ABDOS

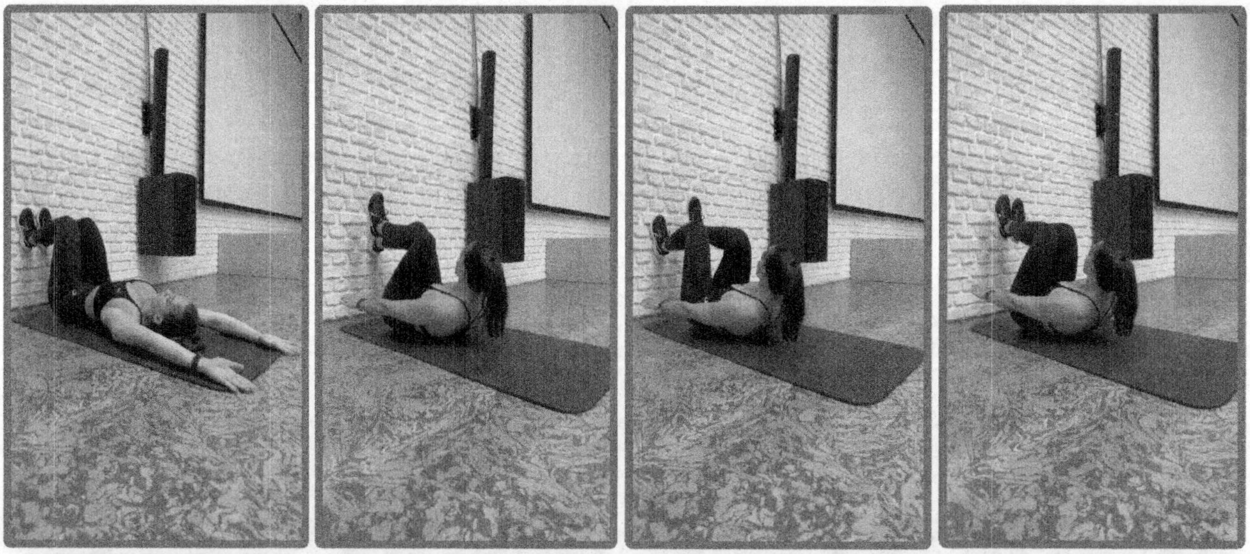

POSITION DE DÉPART | MOUVEMENT 1 | MOUVEMENT 2 | MOUVEMENT 3

Position de départ : Commencez par vous allonger à plat sur le sol avec votre dos bien appuyé contre celui-ci. Vos genoux doivent être pliés et vos pieds reposant contre le mur. Étendez vos bras au-dessus de vos jambes, comme illustré dans le dessin.

Mouvement 1 : Soulevez votre buste et rapprochez votre genou droit de votre tête. Gardez vos bras le long de votre corps pour vous aider à garder l'équilibre et à maintenir une bonne posture. Maintenez cette position pendant un compte de trois.
Revenez à votre position initiale allongée.

Mouvement 2 : Ensuite, élevez votre buste et amenez votre genou gauche vers votre tête. Vos bras devraient être à nouveau le long de votre corps. Tenez cela pendant trois secondes.
Revenez à la position de départ.

Mouvement Final : Enfin, soulevez votre torse et rapprochez vos deux genoux de votre tête. Gardez vos bras le long de votre corps pour vous aider à garder l'équilibre. Maintenez cela pendant encore trois secondes.
Retournez à votre position allongée d'origine pour terminer l'exercice.

SCANNEZ LE CODE QR
EXPLICATION VIDÉO

VERSION OBLIQUE POUR LE CENTRE ET LES ABDOS

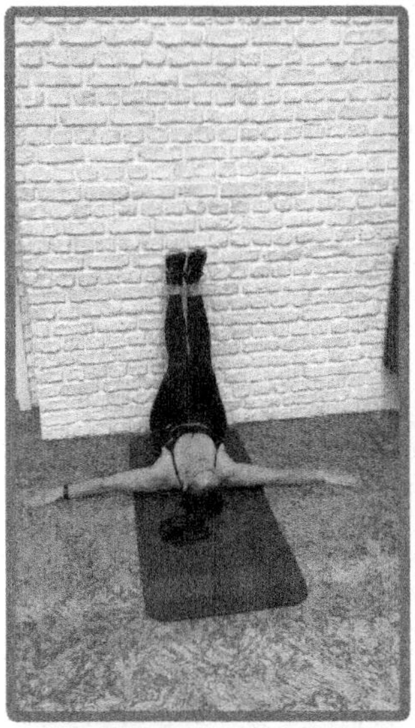

POSITION DE DÉPART

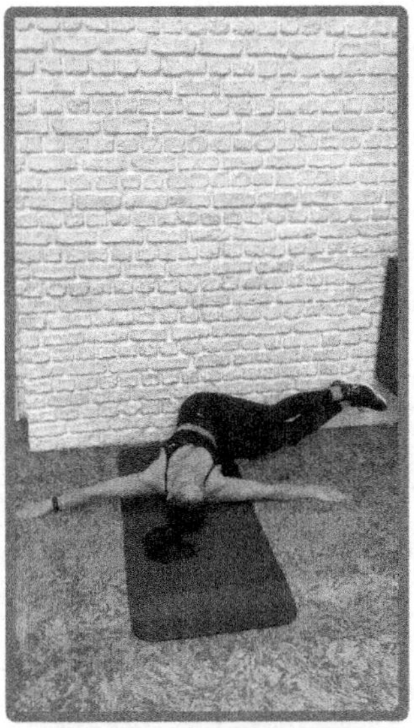

MOUVEMENT 1

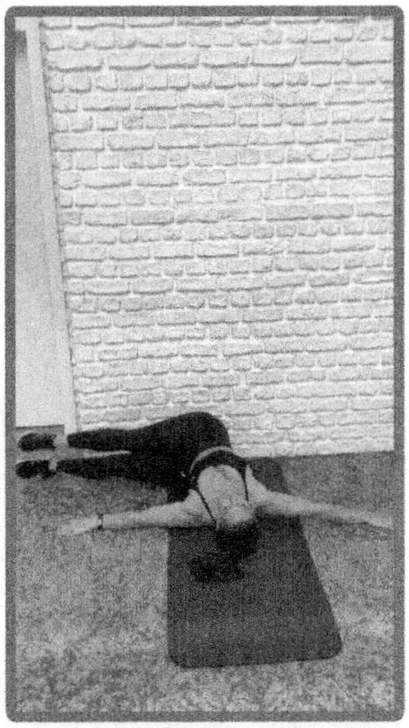

MOUVEMENT 2

Position de départ : Commencez par vous allonger à plat sur le sol, le dos bien en contact avec celui-ci et vos jambes et fesses contre un mur. Étendez vos bras sur les côtés, paumes vers le haut.

Mouvement 1 : Déplacez vos jambes vers la droite tout en gardant vos bras immobiles et votre dos à plat sur le sol. Marquez une pause dans cette position. Ensuite, revenez à votre posture initiale.

Mouvement 2 : Ensuite, balancez vos jambes vers la gauche, en vous arrêtant brièvement. Vos jambes devraient imiter le mouvement de va-et-vient des essuie-glaces d'une voiture. Finalement, revenez à la position de départ.

SCANNEZ LE CODE QR

EXPLICATION VIDÉO

CRUNCHES DE VÉLO AU MUR

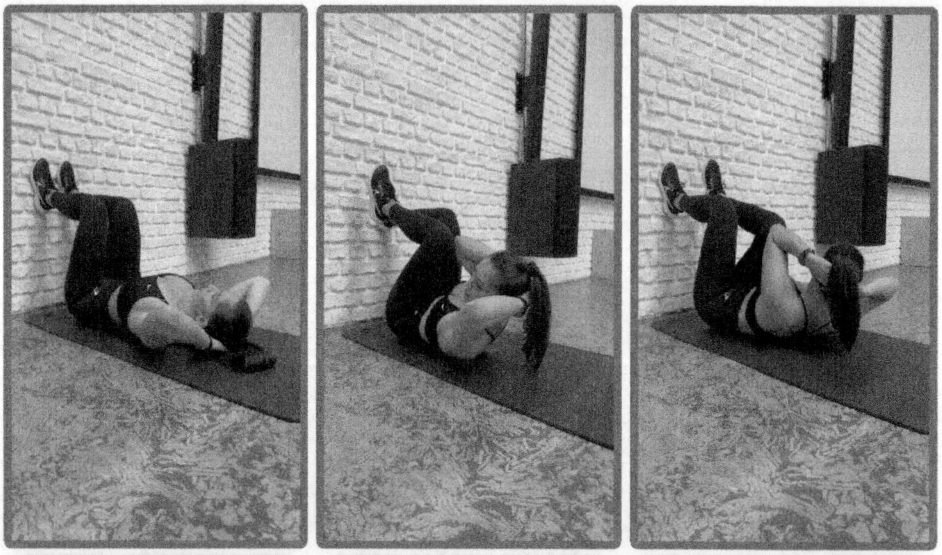

POSITION DE DÉPART | MOUVEMENT | CHANGEZ DE CÔTÉ

Positionnement : Commencez par vous allonger sur le dos sur un tapis, les hanches proches du mur. Placez vos jambes contre le mur, les genoux pliés à un angle de 90 degrés.

Activez votre Centre : Appuyez votre bas du dos sur le tapis, en sollicitant vos muscles abdominaux. Placez vos mains derrière votre tête, coudes écartés.

Mouvement : Commencez par amener votre coude droit vers votre genou gauche tout en tendant votre jambe droite, la maintenant à quelques centimètres du sol. Assurez-vous que votre jambe reste parallèle au sol.

Changez de Côté : Revenez à la position de départ puis amenez votre coude gauche vers votre genou droit tout en tendant votre jambe gauche.

SCANNEZ LE CODE QR
EXPLICATION VIDÉO

PIKES CRUNCHES AU MUR

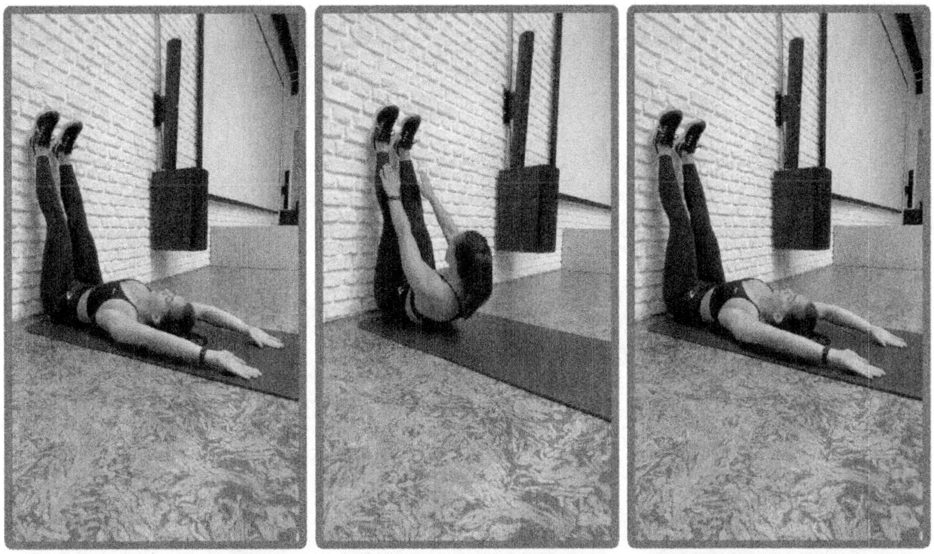

POSITION DE DÉPART | EXÉCUTION | RETOUR

Position de départ : Commencez par vous allonger sur un tapis, en veillant à ce que votre bas du dos soit bien plaqué contre le mur (reportez-vous au schéma pour plus de clarté).
Élevez vos jambes et gardez-les serrées l'une contre l'autre contre le mur. Placez vos mains à plat sur le sol, positionnées derrière votre tête.

Exécution : Essayez d'atteindre vos chevilles avec les bras tendus tout en maintenant la position de vos pieds sur le mur. Ensuite, revenez à votre position initiale.

Retour : Coordonnez votre respiration en expirant lorsque vous vous soulevez et en inspirant lorsque vous redescendez sur le tapis.

SCANNEZ LE CODE QR
EXPLICATION VIDÉO

PRESSION ABDOMINALE AU MUR - VERSION JAMBES

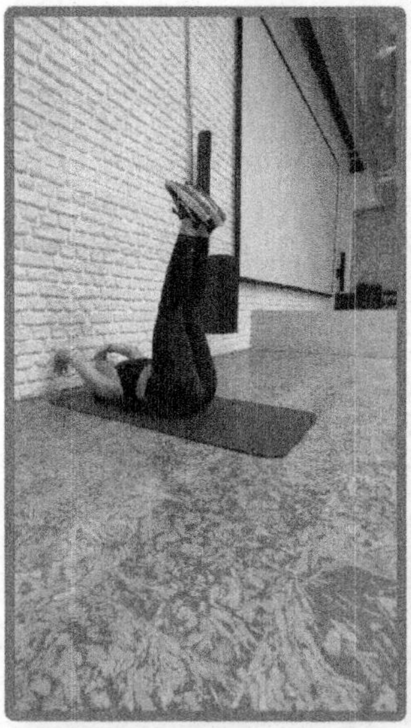

POSITION DE DÉPART

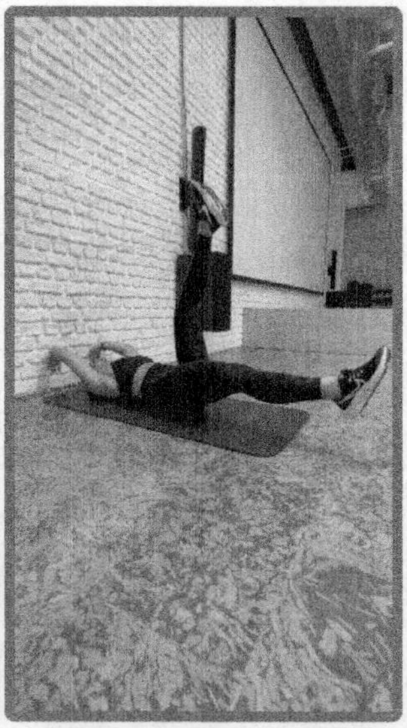

JAMBE DROITE

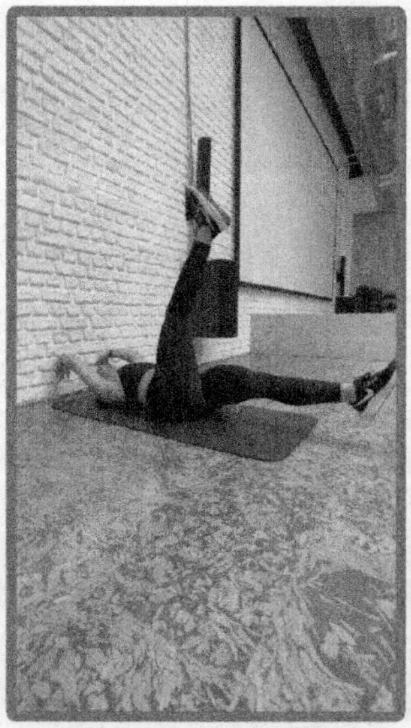

JAMBE GAUCHE

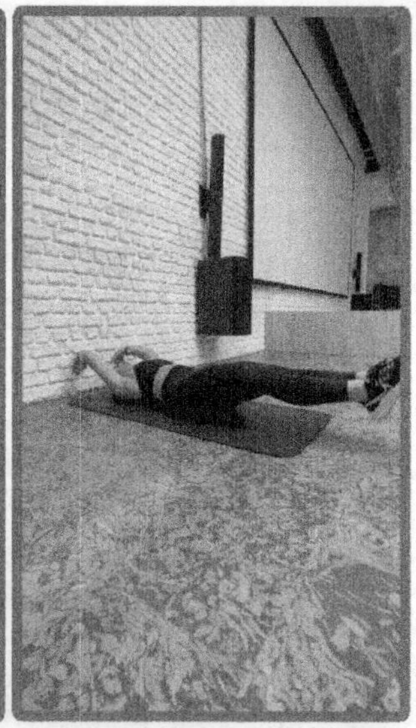

LES DEUX JAMBES

Position de départ : Commencez par vous allonger sur le dos, les mains appuyées contre le mur au-dessus de votre tête et les jambes levées bien droites. Tout d'abord, engagez vos muscles abdominaux.

Jambe droite : Ensuite, de manière contrôlée, abaissez votre jambe droite vers le sol sans réellement la toucher, puis remontez-la.

Jambe gauche : Puis, faites de même avec votre jambe gauche.

Les deux jambes : Enfin, abaissez les deux jambes de la même manière et ramenez-les à la position de départ.

N'oubliez pas d'expirer lorsque vous abaissez vos jambes et d'inspirer lorsque vous les remontez.

SCANNEZ LE CODE QR
EXPLICATION VIDÉO

SUPERMAN

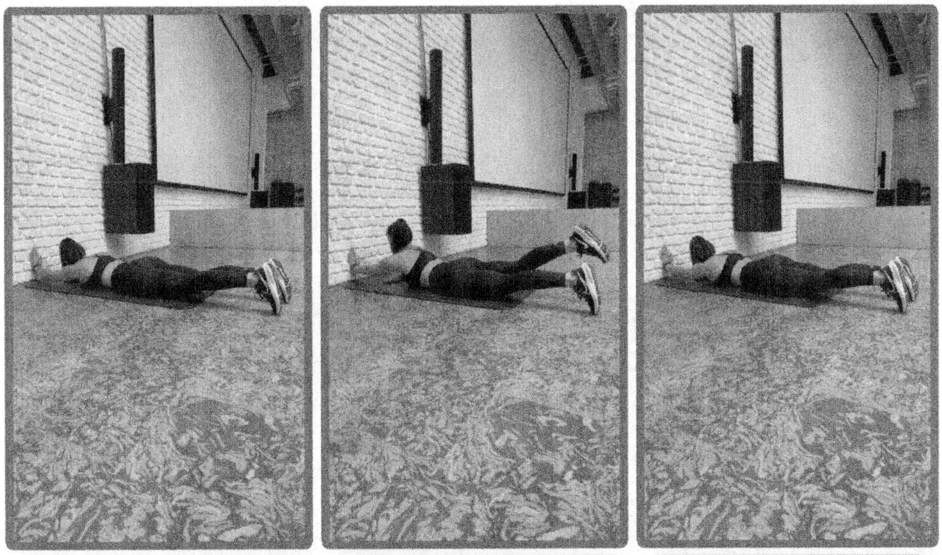

POSITION DE DÉPART | EXÉCUTION | RETOUR

Position de départ : Placez-vous face contre le sol sur le tapis, jambes bien étendues et orteils pointés vers l'extérieur.

Exécution : Étendez votre bras droit devant vous, coude plié, comme montré dans le schéma. Utilisez votre main gauche pour vous soutenir contre le mur. En expirant, levez votre jambe droite, en commençant par la pointe de vos orteils et en gardant le genou bien tendu.

Retour : Inspirez en ramenant la jambe vers le bas.

Changez de côté, en levant votre jambe gauche tout en utilisant votre main droite pour vous soutenir contre le mur.

SCANNEZ LE CODE QR
EXPLICATION VIDÉO

TEASER ABDOMINAUX ET CENTRE AU MUR

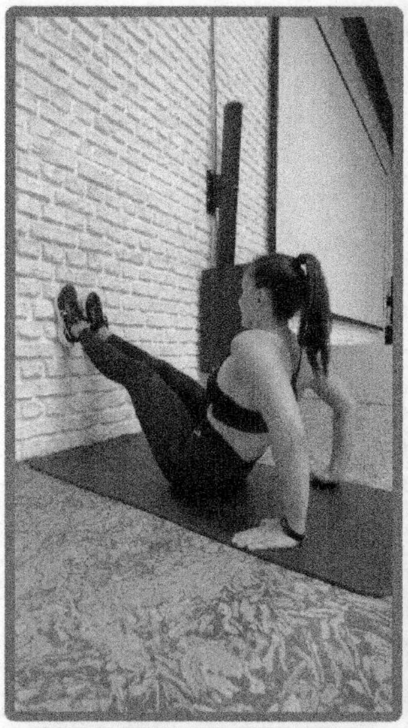

POSITION DE DÉPART

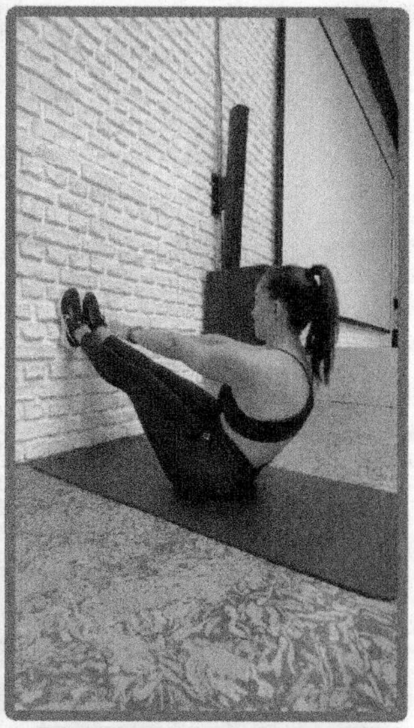

EXÉCUTION

Position de départ : Commencez par vous asseoir sur le sol avec vos jambes étendues devant vous et vos talons pressés contre le mur. Votre dos devrait être droit et vos bras étendus vers l'avant à la hauteur des épaules.

Engagez le Centre : Inspirez profondément et, en expirant, engagez vos muscles abdominaux en rapprochant votre nombril de votre colonne vertébrale.

Atteignez la Position du Teaser : Continuez à vous rouler en arrière jusqu'à ce que vous soyez dans une position en C avec votre bas du dos sur le sol, votre haut du dos et vos épaules soulevés, et vos jambes levées à un angle de 45 degrés contre le mur. Vos bras devraient rester étendus vers l'avant, parallèles à vos jambes levées.

Maintenez et Revenez : Maintenez la position du Teaser pendant une respiration, en ressentant l'engagement dans votre centre. Expirez et roulez lentement votre colonne vertébrale pour revenir à la position de départ, en glissant vos pieds le long du mur.

SCANNEZ LE CODE QR
EXPLICATION VIDÉO

PLANCHE EN MARCHANT AU MUR

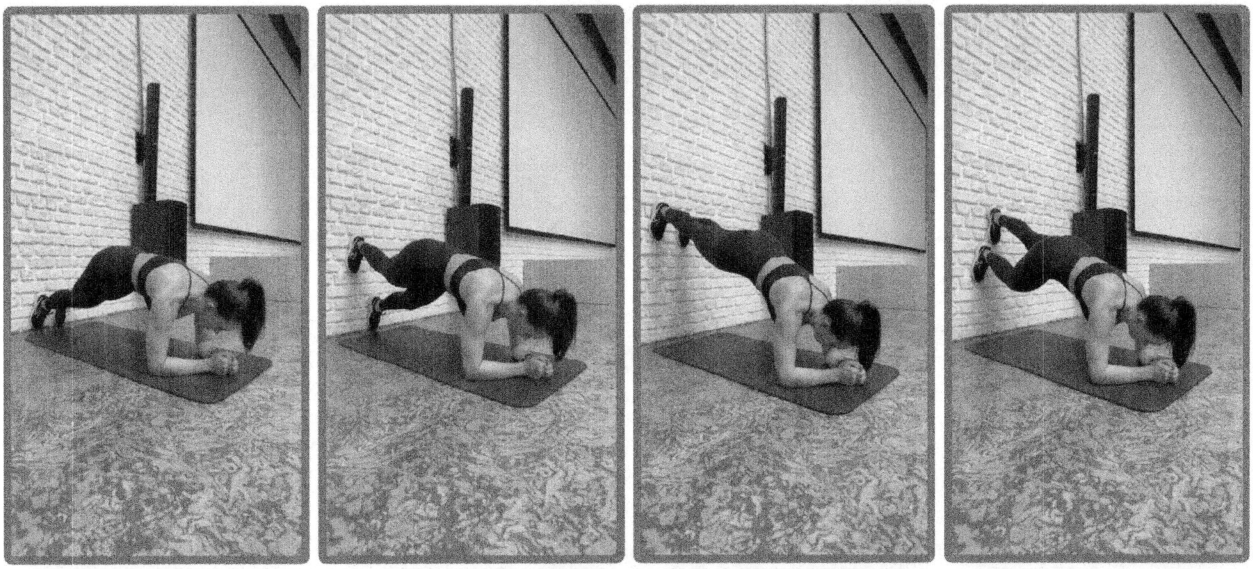

POSITION DE DÉPART | MONTÉE | MAINTIEN | DESCENTE

Position de départ : Commencez dans une position de planche traditionnelle avec vos avant-bras reposant sur le sol, les coudes alignés sous vos épaules et vos pieds proches du mur.

Montée : En poussant avec vos mains, commencez à "marcher" avec vos pieds sur le mur. En faisant cela, votre corps se rapprochera du mur. Il est essentiel de garder le core engagé et de maintenir une ligne droite de vos mains à vos pieds. Montez aussi haut que vous vous sentez à l'aise.

Maintien de la position : Une fois que vous avez monté vos pieds à la hauteur souhaitée, maintenez la position. Assurez-vous que vos mains sont écartées de la largeur des épaules, que votre core est bien serré et que vos épaules sont engagées.

Descente : Commencez soigneusement à "marcher" avec vos pieds pour redescendre le mur, revenant à la position de planche initiale. Il est crucial de contrôler ce mouvement et de ne pas se précipiter, car c'est en contrôlant la descente que l'on développe beaucoup de force.

SCANNEZ LE CODE QR
EXPLICATION VIDÉO

POSTURE DU DAUPHIN

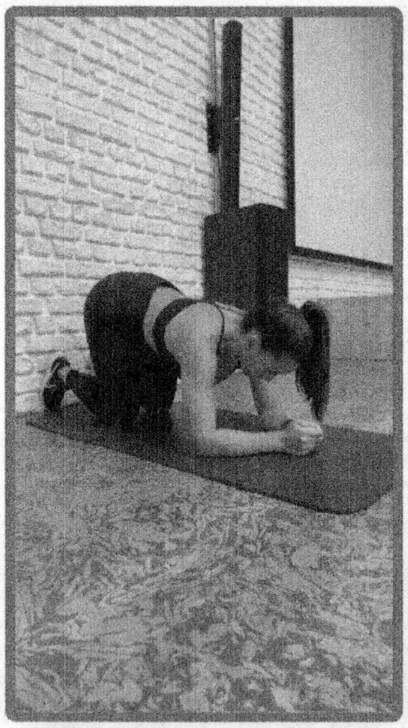

POSITION DE DÉPART

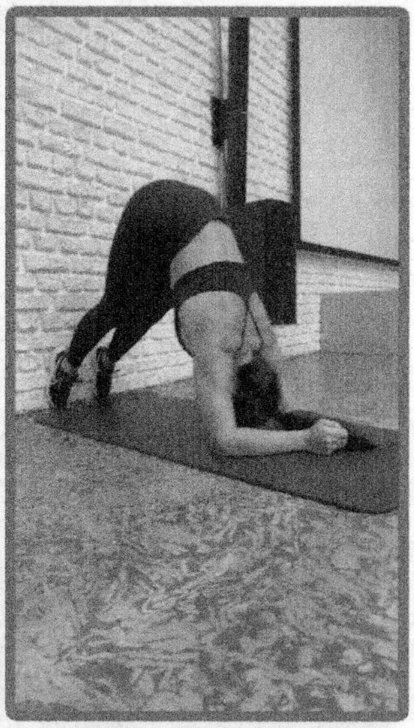

EXÉCUTION

Position de départ : Commencez en faisant face au mur. Placez vos avant-bras sur le sol, en veillant à ce qu'ils soient espacés de la largeur de vos épaules. Vos coudes devraient être directement sous vos épaules. Tendez vos jambes derrière vous, vos pieds étant espacés de la largeur de vos hanches.

Engagez la Pose : Pliez vos orteils sous vous et levez vos hanches vers le plafond, formant ainsi un "V" inversé. Votre corps devrait ressembler à un chien tête en bas, mais sur vos avant-bras.

Soutien Mural : Pour celles qui découvrent cette pose ou qui cherchent une stabilité supplémentaire, pressez doucement vos talons contre le mur. Cela offre une stabilité, permet un étirement plus profond et assure que les hanches sont élevées, accentuant l'allongement de la colonne vertébrale.

Tenez et Respirez : Engagez votre sangle abdominale, pressez vos avant-bras contre le sol et gardez votre cou neutre. Respirez profondément et maintenez la pose pendant plusieurs respirations.

Relâchez : Pour sortir de la pose, abaissez doucement vos genoux au sol et reposez-vous en position de l'enfant.

SCANNEZ LE CODE QR
EXPLICATION VIDÉO

POSTURE DU DAUPHIN AVEC LES PIEDS ÉLÉVES SUR LE MUR

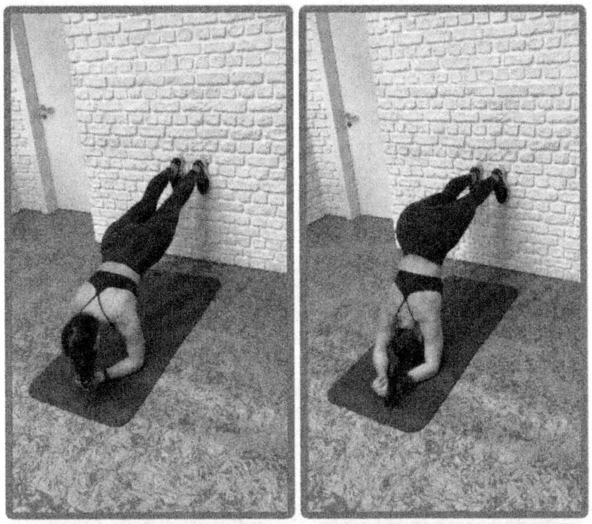

POSITION DE DÉPART | EXÉCUTION

Position de départ : Commencez en faisant face à l'opposé du mur. Placez vos avant-bras sur le sol en veillant à ce qu'ils soient espacés de la largeur de vos épaules. Vos coudes devraient être directement sous vos épaules. Montez vos pieds sur le mur de manière à ce qu'ils soient surélevés, votre corps formant un angle. La hauteur exacte des pieds sur le mur peut varier selon votre souplesse et votre confort.

Engagez la posture : Appuyez fermement sur vos avant-bras et soulevez vos hanches vers le haut et vers l'arrière, dans le but de créer une forme de "V" inversé avec votre corps. La surélévation des pieds intensifie la posture, ajoutant un élément d'inversion.

Alignement : Assurez-vous que votre tête est positionnée entre vos bras supérieurs et qu'elle ne pend pas vers le bas ni n'est trop relevée. Engagez vos muscles abdominaux pour soutenir la colonne vertébrale et maintenir l'équilibre.

Maintenez, respirez et relâchez : Respirez profondément, en portant votre attention sur l'étirement des ischio-jambiers et des mollets. La surélévation des pieds permet également un engagement plus profond des épaules et du haut du dos. Maintenez la posture pendant plusieurs respirations, ou aussi longtemps que cela vous est confortable. Pour sortir de la posture, marchez prudemment avec vos pieds le long du mur et abaissez vos genoux au sol.

SCANNEZ LE CODE QR
EXPLICATION VIDÉO

CURL INVERSÉ

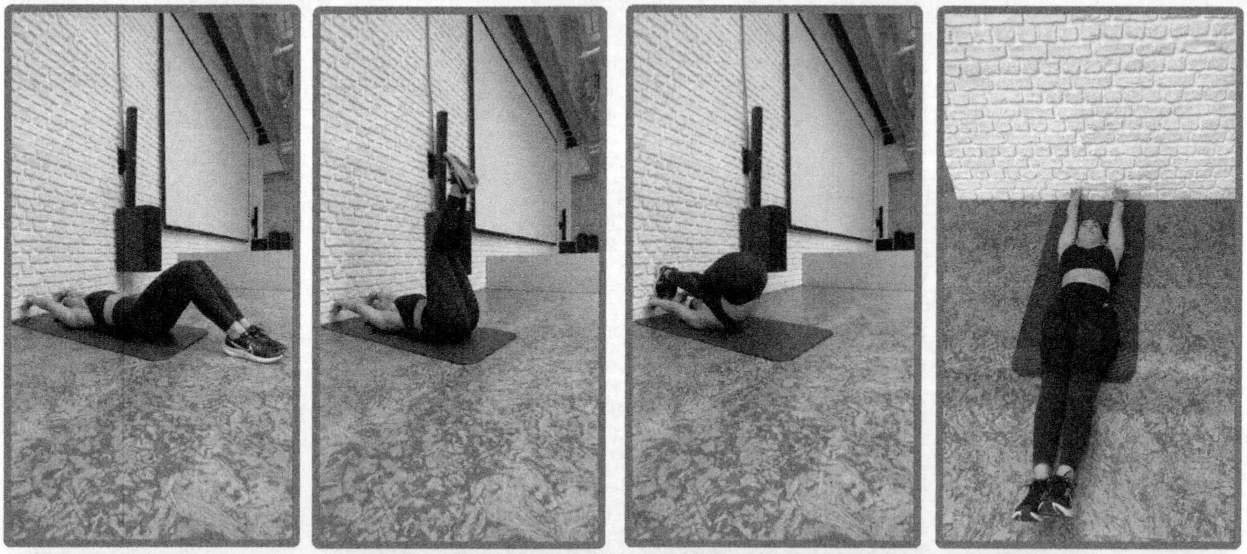

POSITION DE DÉPART | LÈVE LES JAMBES | TOUCHE ET MAINTIENS | RETOUR

Position : Mets-toi dos au mur, à une ou deux pieds de distance. Place tes mains sur le mur derrière toi à la hauteur de tes épaules.

Active ton Centre : Contracte tes muscles abdominaux et garde une colonne vertébrale neutre.

Lève les Jambes : Lève lentement tes jambes, plie tes genoux et rapproche tes pieds de tes mains sur le mur.

Touche et Maintiens : Essaie de toucher tes pieds avec tes mains ou approche-toi le plus possible, et maintiens la position pendant quelques secondes. Cela nécessitera une forte contraction des abdominaux et de l'équilibre.

Retour : Redescends lentement tes jambes à la position de départ.

EXERCICES DE FLEXION ET DE RENFORCEMENT DES BRAS ET DES ÉPAULES

SCANNEZ LE CODE QR
EXPLICATION VIDÉO

FLEXIONS DES BRAS

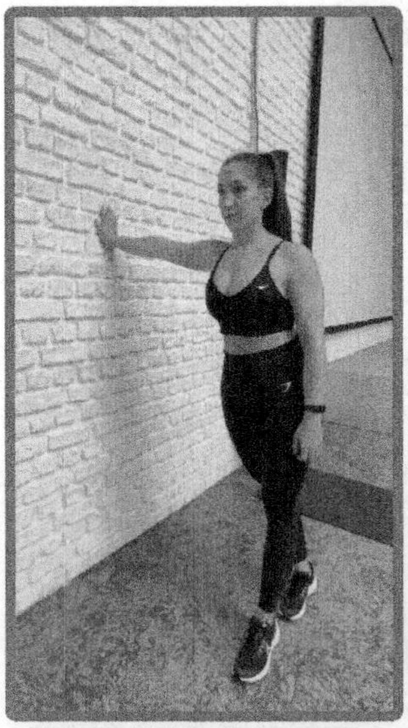

POSITION DE DÉPART

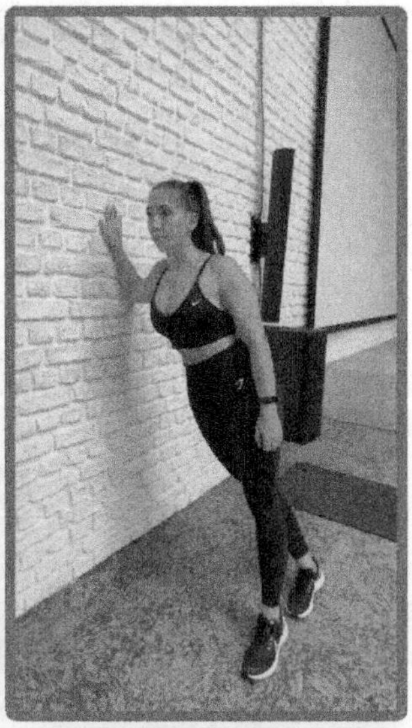

MOUVEMENT

Position de départ : Placez-vous de profil par rapport au mur, à environ une longueur de bras. Mettez votre paume à plat contre le mur à hauteur d'épaule, les doigts pointés vers le haut. Votre colonne vertébrale devrait être dans une position neutre.

Mouvement : Commencez par prendre une profonde inspiration.
En expirant, pliez votre coude et penchez votre buste vers le mur, comme si vous essayiez de faire une pompe contre celui-ci. Assurez-vous que votre coude pointe vers le bas et ne s'écarte pas sur les côtés.
Inspirez en vous repoussant à la position de départ, en tendant complètement votre bras.

Répétez avec l'autre bras.

SCANNEZ LE CODE QR
EXPLICATION VIDÉO

ÉTIREMENT DES BRAS/ÉPAULES

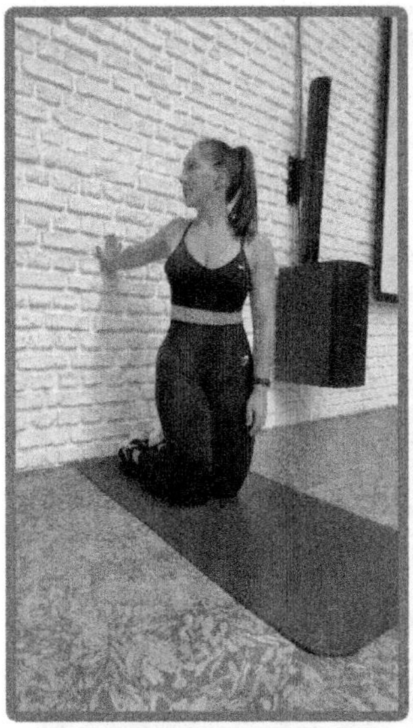

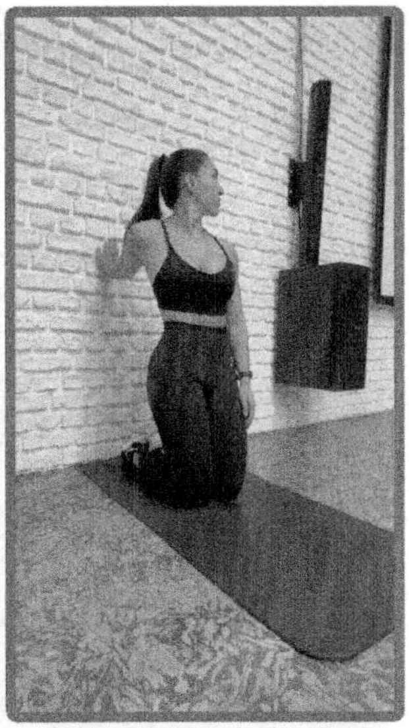

POSITION DE DÉPART | EXÉCUTION

Positionnement : Placez-vous de profil par rapport au mur, à environ une longueur de bras de distance.

Initiation : Tendez le bras le plus proche du mur à l'horizontale, à hauteur d'épaule, puis posez la paume à plat contre le mur. Vos doigts devraient pointer derrière vous.

Étirement : Tournez doucement votre corps en vous éloignant du mur jusqu'à ce que vous ressentiez un étirement à l'avant de votre épaule et dans la poitrine. Assurez-vous que votre bras reste à plat contre le mur et que votre corps est droit, sans vous pencher en avant ni en arrière.

Respiration : Respirez profondément, en inspirant par le nez et en expirant par la bouche. À chaque expiration, essayez d'intensifier légèrement l'étirement, mais sans forcer ni ressentir de douleur.

SCANNEZ LE CODE QR

EXPLICATION VIDÉO

POMPES AU MUR

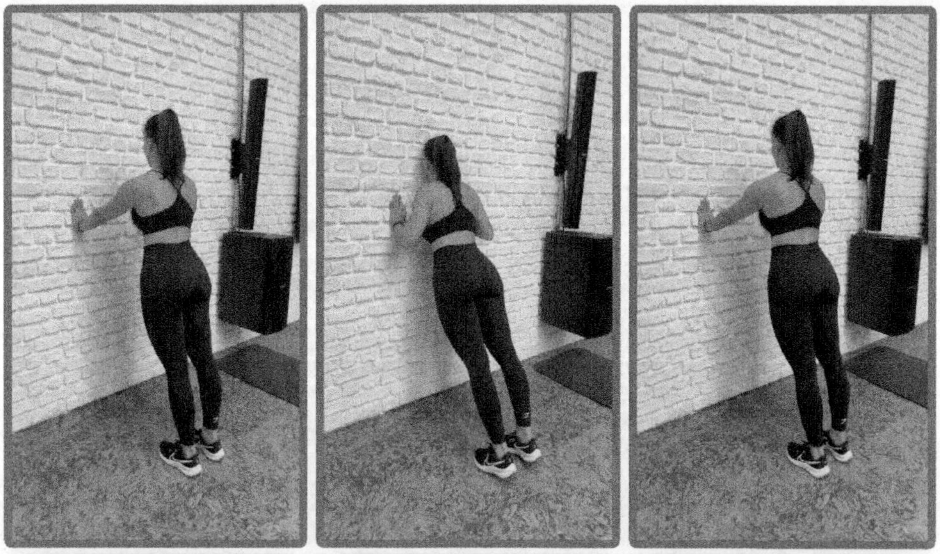

POSITION DE DÉPART | EXÉCUTION | RETOUR

Positionnement : Place-toi face à un mur, à environ une longueur de bras de distance. Pose tes mains sur le mur, un peu plus larges que la largeur de tes épaules et à hauteur de poitrine.

Mouvement : En maintenant ton corps bien droit, de la tête aux talons, plie tes coudes et rapproche ton corps du mur. Assure-toi que tes coudes sont légèrement orientés vers ton corps et qu'ils ne s'écartent pas sur les côtés.

Engage le centre : Comme pour tous les exercices de Pilates, engage tes muscles centraux pour maintenir la stabilité et l'alignement. Cela renforce non seulement le centre, mais protège aussi le bas du dos.

Retour : Repousse-toi pour revenir à la position de départ en tendant tes bras.

Respiration : Inspire en pliant tes coudes et en te rapprochant du mur, et expire en te repoussant pour revenir à la position de départ.

SCANNEZ LE CODE QR
EXPLICATION VIDÉO

POMPES AU MUR VERSION POSE DU CHIEN

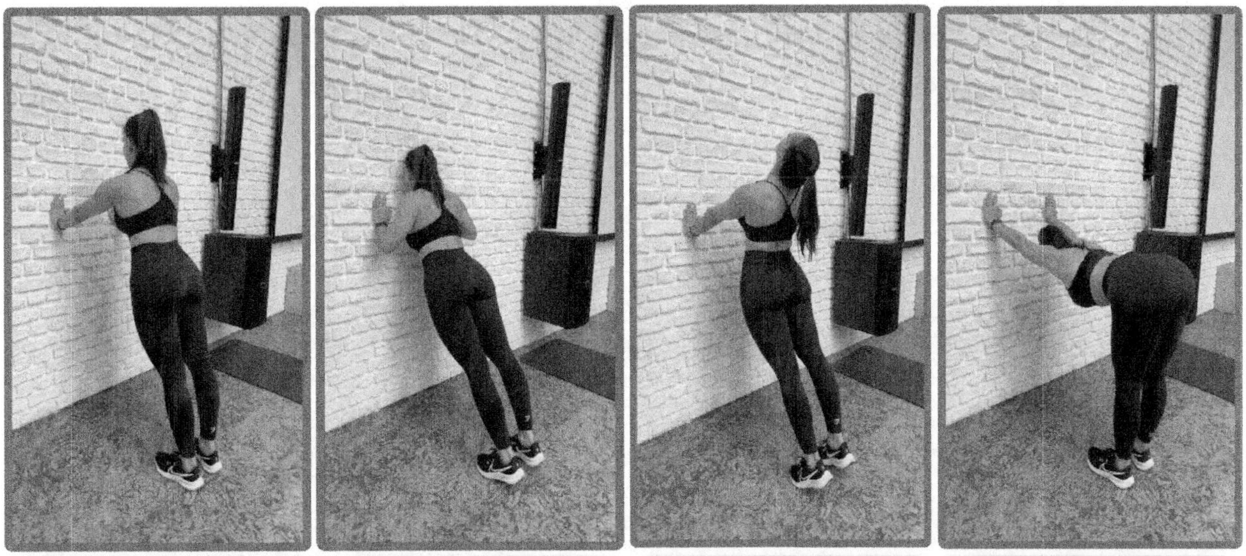

POSITION DE DÉPART | MOUVEMENT 1 | MOUVEMENT 2 | MOUVEMENT 3

Position de départ : Placez-vous à une courte distance du mur, jambes unies et bras tendus comme illustré.

Mouvement 1 : Penchez-vous en avant pour toucher le mur avec vos coudes, tout en gardant le dos et les jambes droits.

Mouvement 2 : Revenez à votre position de départ. Cambrez légèrement votre dos en rapprochant votre poitrine du mur et en levant la tête, tout en gardant la partie inférieure de votre corps stable. Restez brièvement dans cette posture.

Mouvement 3 : Enfin, penchez-vous de nouveau en avant, les mains toujours en contact avec le mur, et dirigez votre regard vers le bas.

SCANNEZ LE CODE QR
EXPLICATION VIDÉO

ROTATION DU TRONC ASSISE

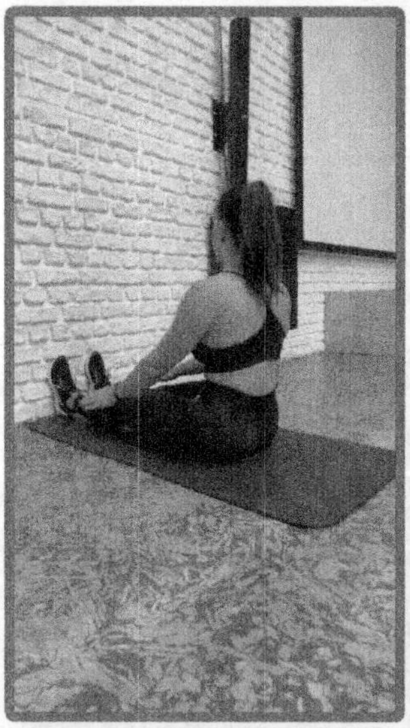
POSITION DE DÉPART

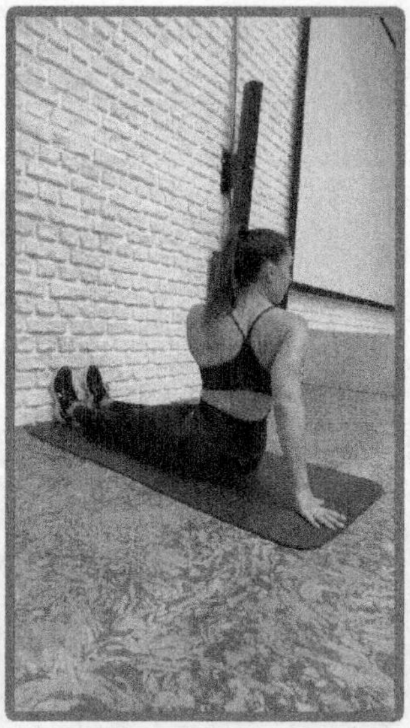
MOUVEMENT 1

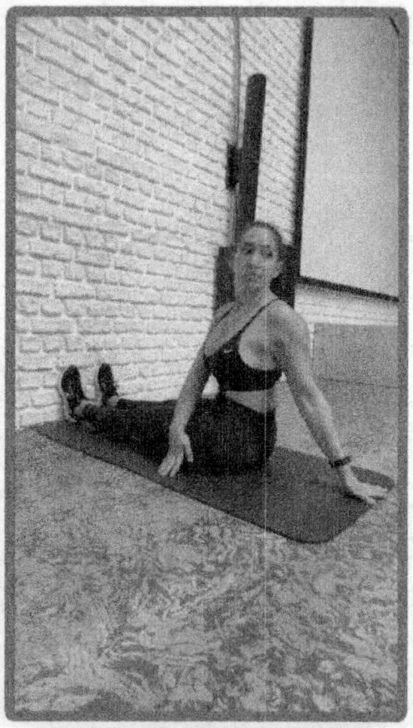
MOUVEMENT 2

Position de départ : Commence par t'asseoir sur le sol avec tes jambes tendues droit devant toi. Les plantes de tes pieds doivent toucher le mur, et tes talons doivent être pressés contre celui-ci. Assieds-toi bien droite, en veillant à ce que ta colonne vertébrale soit allongée et tes épaules détendues.

Placement des mains : Place tes mains derrière toi avec tes coudes pointant vers les côtés. Cette position aide à garder la poitrine ouverte et encourage la rotation depuis la colonne thoracique.

Mouvement : Inspire profondément. En expirant, tourne ton tronc vers la droite, en essayant de rapprocher ton coude gauche de ton genou droit. Assure-toi que la rotation vient de ta taille et de ta colonne thoracique, et non seulement de tes épaules. Tes pieds doivent rester pressés contre le mur, ce qui procure une stabilité.

Maintiens et reviens : Maintiens la position tournée pendant un moment, en ressentant l'engagement de tes obliques. Inspire en revenant lentement au centre.

Répète : Effectue la même rotation vers le côté gauche, en essayant de rapprocher ton coude droit de ton genou gauche.

SCANNEZ LE CODE QR
EXPLICATION VIDÉO

TOUCHES DE MUR EN PLANCHE

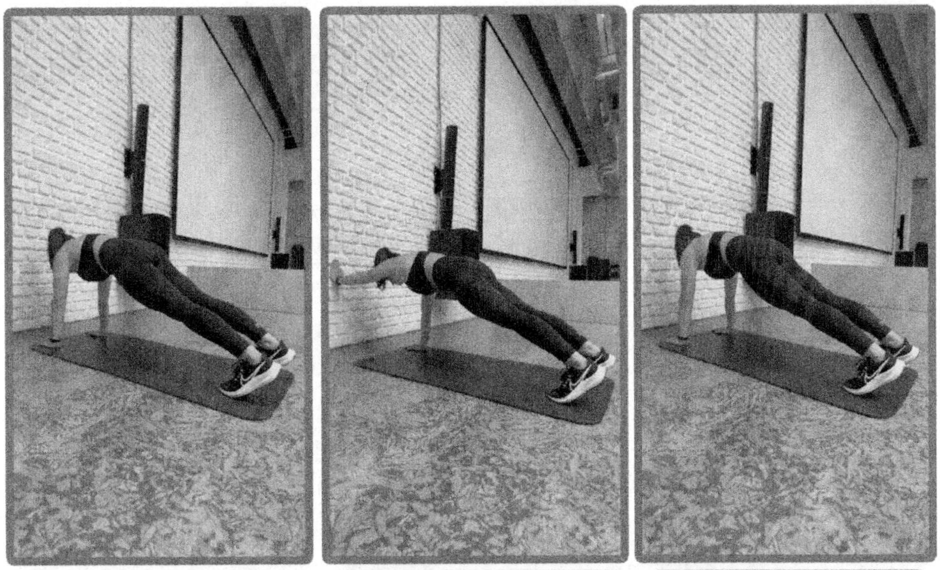

POSITION DE DÉPART | MOUVEMENT | RETOUR

Position de départ : Commencez dans une position de planche traditionnelle, face éloignée du mur. Vos mains doivent être directement sous vos épaules, et votre corps devrait former une ligne droite de votre tête à vos talons.

Engagez votre sangle abdominale : Assurez-vous que votre sangle abdominale est engagée, que votre dos est plat et que vos hanches sont alignées avec le reste de votre corps.

Touchez le mur : Tout en maintenant la position de planche, levez une main du sol et touchez le mur. Le mouvement doit être contrôlé, et les hanches doivent rester aussi stables que possible pour éviter de balancer d'un côté à l'autre.

Revenez à la position de départ : Ramenez la main à sa position de départ et répétez le mouvement avec la main opposée.

SCANNEZ LE CODE QR
EXPLICATION VIDÉO

PLANCHE INCLINÉE VERS LE BAS

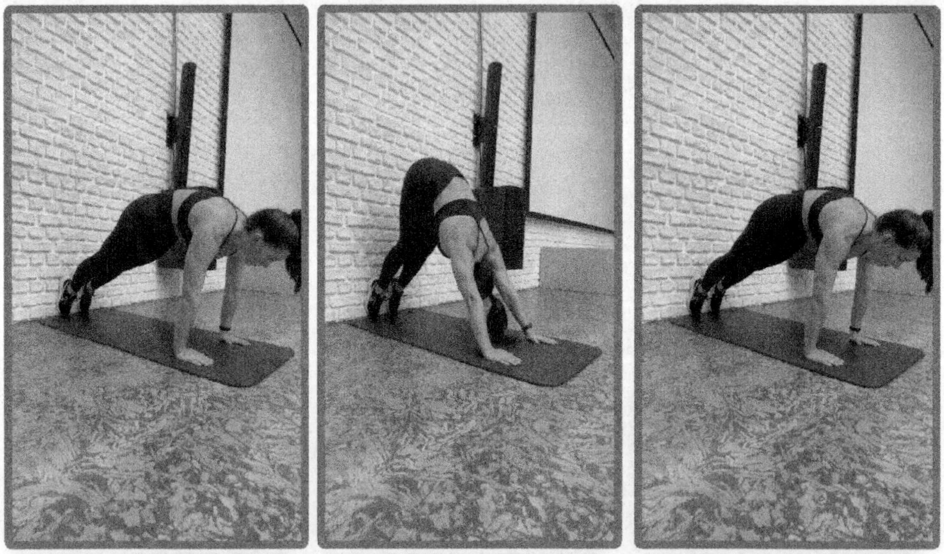

POSITION DE DÉPART | MOUVEMENT | RETOUR

Position de la Planche : Commencez par vous placer en position de planche. Assurez-vous que vos bras soient bien tendus et directement sous vos épaules. Les plantes de vos pieds doivent être fermement pressées contre le mur, et votre corps doit former une ligne droite de votre tête à vos talons.

Transition vers le Chien Tête en Bas : Depuis la position de planche, montez lentement et de manière contrôlée vos hanches vers le plafond, formant un V avec votre corps. Ceci est similaire à la position du Chien Tête en Bas en yoga. En faisant cela, assurez-vous que vos bras et jambes restent tendus. Une légère flexion des genoux est acceptable si nécessaire pour des raisons de confort ou de flexibilité.

Maintenez et Retournez : Maintenez la position en forme de V pendant une seconde, en veillant à garder une respiration régulière. Après cette courte pause, baissez progressivement vos hanches et revenez à la position de planche initiale.

EXERCICES POUR LE BAS DU CORPS

SCANNEZ LE CODE QR

EXPLICATION VIDÉO

POUSSÉE DES HANCHES AU MUR

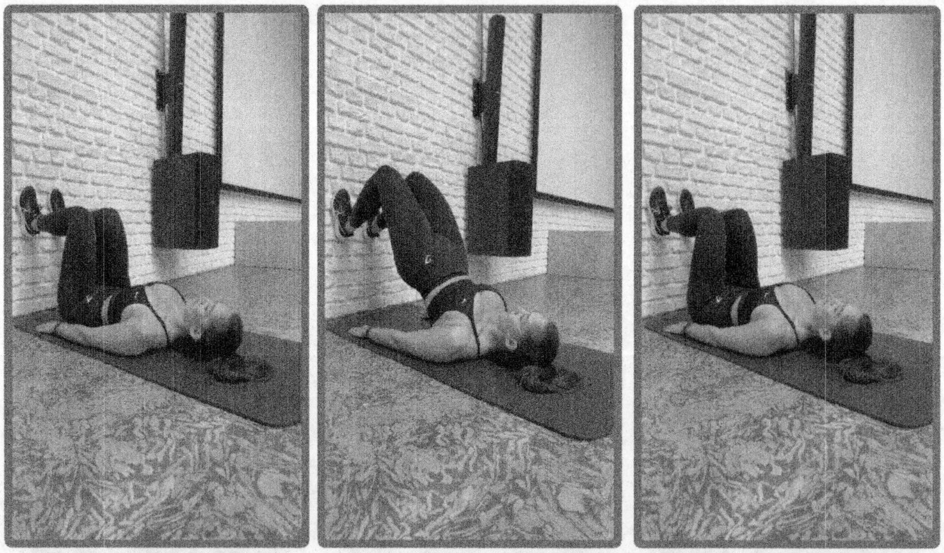

POSITION DE DÉPART | EXÉCUTION | RETOUR

Position de départ : Commencez par vous allonger à plat sur le dos au sol, avec vos pieds appuyés contre le mur et vos genoux formant un angle de 90 degrés. Placez vos bras à vos côtés.

Exécution : Depuis cette position initiale, levez vos hanches tout en contractant vos muscles fessiers.

Retour : Revenez à votre position de départ et continuez à effectuer le mouvement pour le nombre de répétitions spécifié dans votre programme d'exercices.

SCANNEZ LE CODE QR
EXPLICATION VIDÉO

FENTES CLASSIQUES

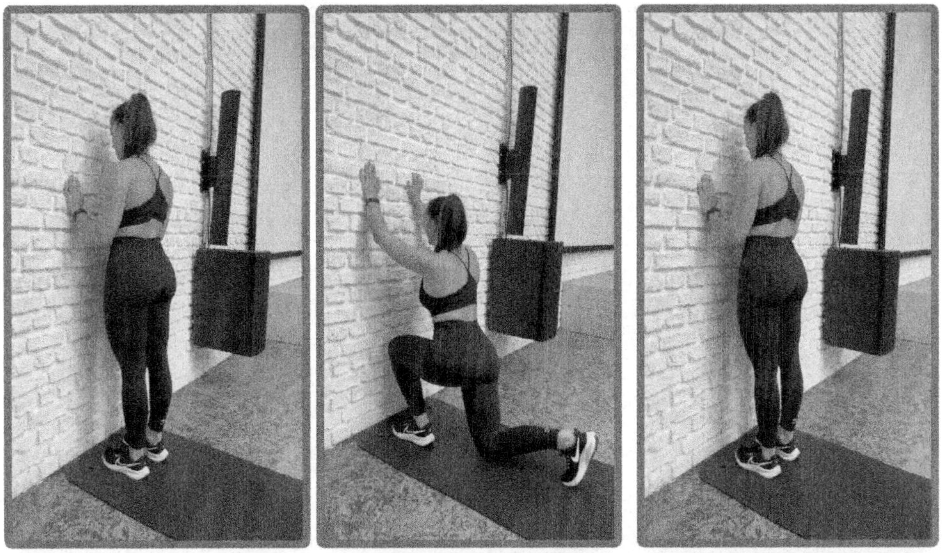

POSITION DE DÉPART | EXÉCUTION | RETOUR

Position de départ : Tenez-vous debout face à un mur.

Exécution : Étendez votre jambe droite vers l'arrière. Utilisez légèrement vos doigts pour vous soutenir sur le mur. Gardez une posture droite pour votre dos et vos bras. Descendez en fente, en rapprochant votre genou droit du sol. Maintenez cette position brièvement tout en gardant votre dos et vos bras alignés.

Retour : Revenez à votre position de départ et continuez à exécuter le mouvement pour le nombre de répétitions spécifié dans votre programme d'exercice.

Faites la même chose avec l'autre jambe.

SCANNEZ LE CODE QR

EXPLICATION VIDÉO

FENTES + COUP DE PIED ARRIÈRE

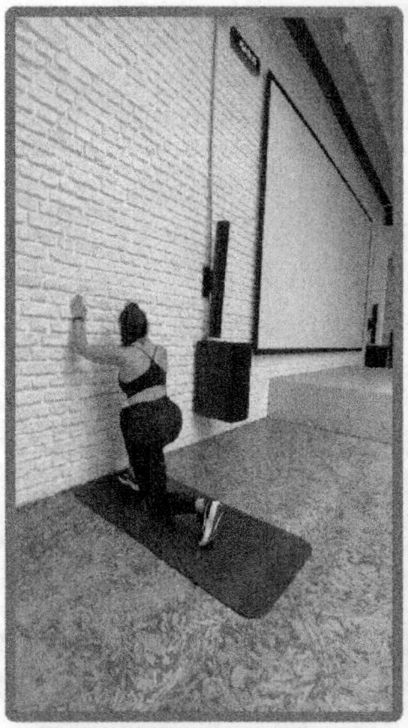

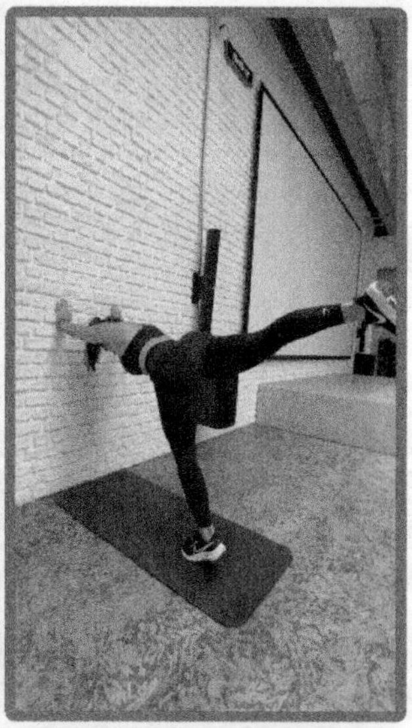

FENTE | EXTENSION ARRIÈRE

Position de départ : Pour réaliser des fentes assistées par le mur, place-toi face au mur.

Fente : Avance ta jambe droite vers l'avant et recule ta jambe gauche. Utilise tes deux mains pour bien t'agripper au mur. Garde ta colonne vertébrale bien alignée.

Extension arrière : Montes-toi progressivement sur la pointe des pieds, puis étends ta jambe droite vers l'arrière. Assure-toi que ton dos, ta tête, tes épaules, tes hanches et tes jambes forment une ligne droite. Garde tes bras tendus et tes mains solidement ancrées au mur. Maintiens cette position un court instant avant de revenir à ta position de départ.

Fais de même avec l'autre jambe.

SCANNEZ LE CODE QR
EXPLICATION VIDÉO

FENTES AVEC LA JAMBE APPUYEE SUR LE MUR

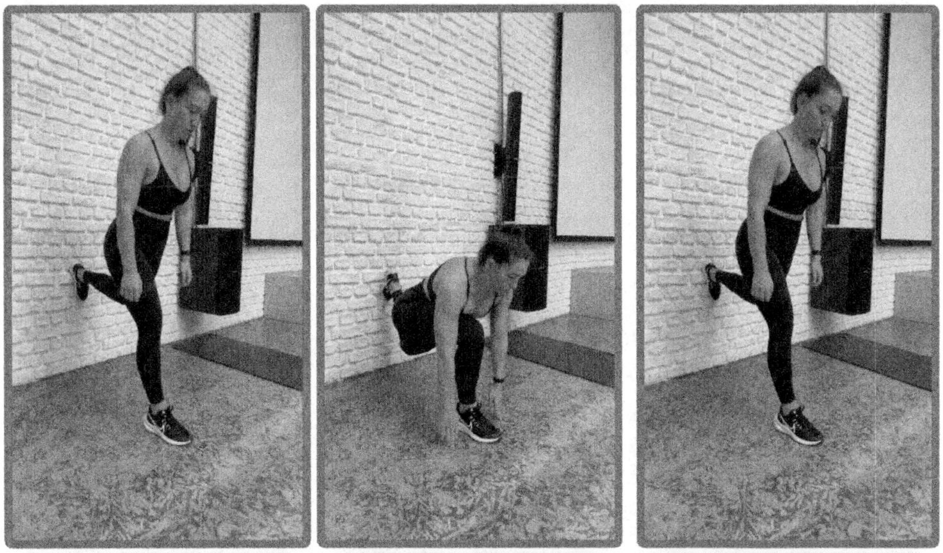

POSITION DE DÉPART | EXÉCUTION | RETOUR

Position de départ : Étendez votre genou droit vers l'avant pendant que les orteils de votre pied gauche touchent le mur, genou fléchi.

Exécution : Gardez vos bras pendus et votre dos droit.

Retour : Levez-vous progressivement, soulevant votre genou gauche du mur tout en gardant vos orteils en contact.

Faites la même chose avec l'autre jambe.

SCANNEZ LE CODE QR

EXPLICATION VIDÉO

SQUATS AU MUR

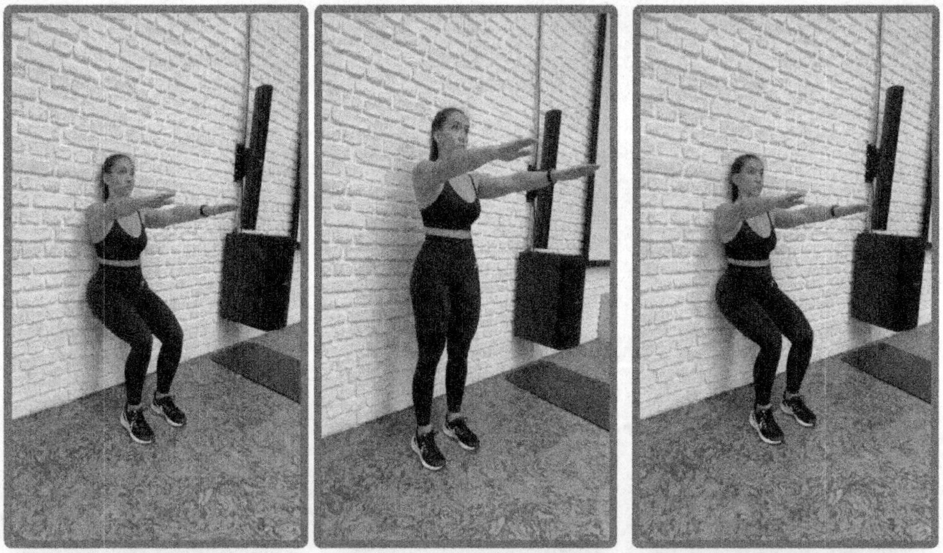

POSITION DE DÉPART | EXÉCUTION | RETOUR

**Dans cet exercice, il peut y avoir 2 variations. Une où vous faites le squat en glissant contre le mur et une autre où vous vous détachez du mur pour effectuer le squat. Dans l'illustration et dans la vidéo, je vous montre la variation numéro 2.*
Maintenant, je vais vous expliquer la variation numéro 1. Choisissez celle que vous préférez :

Positionnement : Placez-vous dos au mur, les pieds écartés à la largeur des hanches et situés à environ 60 cm du mur. Vos bras peuvent être le long de votre corps ou étendus devant vous pour garder l'équilibre.

Exécution : Glissez votre dos le long du mur, pliez les genoux et descendez votre corps en position de squat. Vos genoux devraient être directement au-dessus de vos chevilles, formant un angle de 90 degrés. Assurez-vous que votre dos reste bien plat contre le mur tout au long du mouvement.

Maintien & Retour : Maintenez la position de squat pendant une durée définie, en engageant votre ceinture abdominale et en gardant vos cuisses parallèles au sol. Le défi est de maintenir la position tout en conservant une bonne forme. Glissez lentement vers le haut pour revenir à la position de départ.

SCANNEZ LE CODE QR

EXPLICATION VIDÉO

WALL SIT AVEC ÉLÉVATION DES TALONS

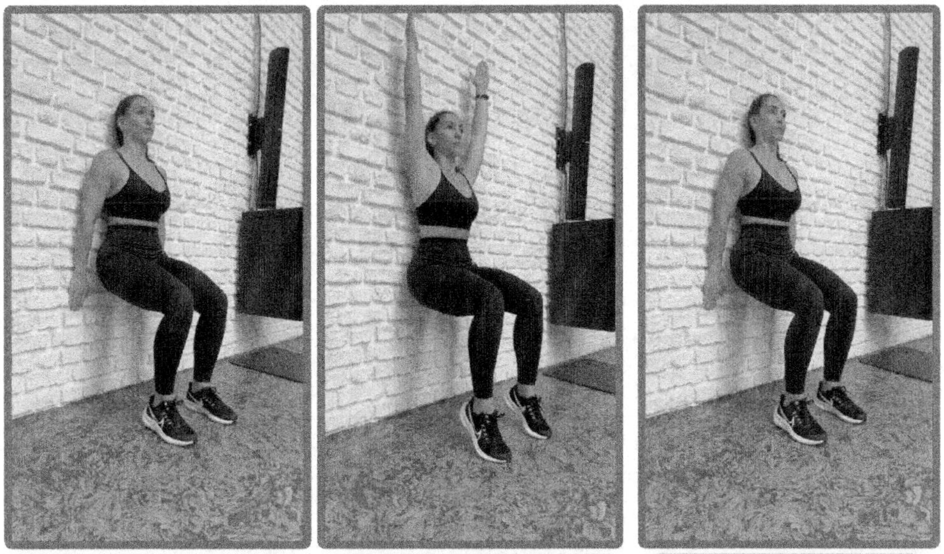

POSITION DE DÉPART | EXÉCUTION | RETOUR

Positionnement : Place-toi dos contre un mur. Avance tes pieds devant toi et glisse ton dos le long du mur jusqu'à ce que tes cuisses soient parallèles au sol, comme si tu étais assise sur une chaise invisible. Tes genoux devraient être directement au-dessus de tes chevilles, formant un angle de 90 degrés. Presse ton bas du dos contre le mur pour te soutenir.

Lever de Talon : Tout en maintenant la position assise contre le mur, lève lentement les deux talons du sol, montant sur la pointe de tes pieds. Cela sollicitera tes muscles du mollet.

Retour : Descends lentement tes talons au sol.

SCANNEZ LE CODE QR
EXPLICATION VIDÉO

ÉLÉVATION DE JAMBE DEBOUT AU MUR

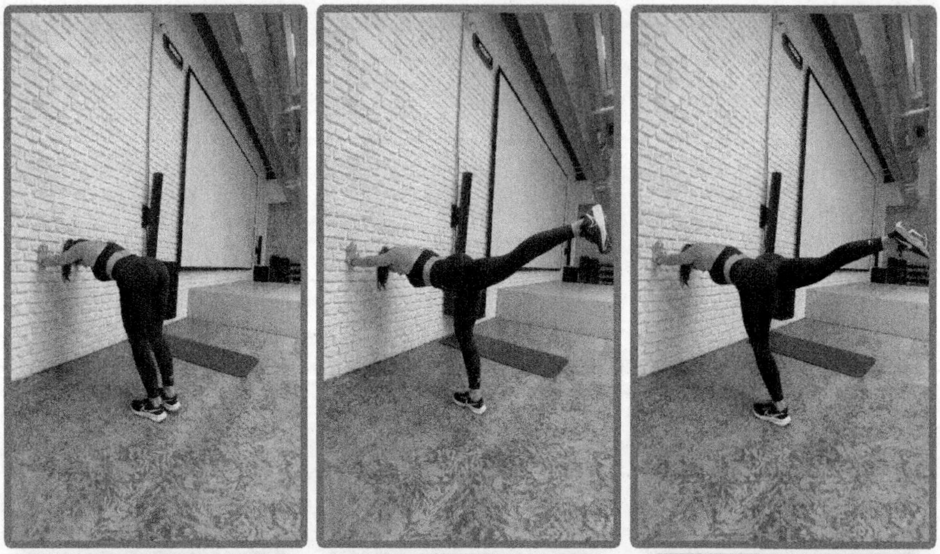

POSITION DE DÉPART | EXÉCUTION | SWITCH

Positionnement : Placez-vous dos au mur, à une distance d'un pied ou deux, selon votre taille et votre souplesse. Posez les deux mains sur le mur, soit directement sous vos épaules, soit un peu devant vous, selon votre confort. Votre corps devrait former une légère diagonale de la tête aux talons.

Mouvement : Contractez votre sangle abdominale et gardez le dos bien droit. Levez une jambe et tendez-la droit derrière vous, essayant de la ramener parallèle au sol ou aussi haut que votre souplesse le permet. La plante de votre pied devrait être orientée vers le plafond et vos orteils pointés. Assurez-vous que vos hanches restent parallèles au sol, évitant toute rotation.

Retour et Répétition : Abaissez lentement la jambe et répétez le mouvement avec l'autre jambe.

SCANNEZ LE CODE QR

EXPLICATION VIDÉO

COQUILLAGES AU MUR

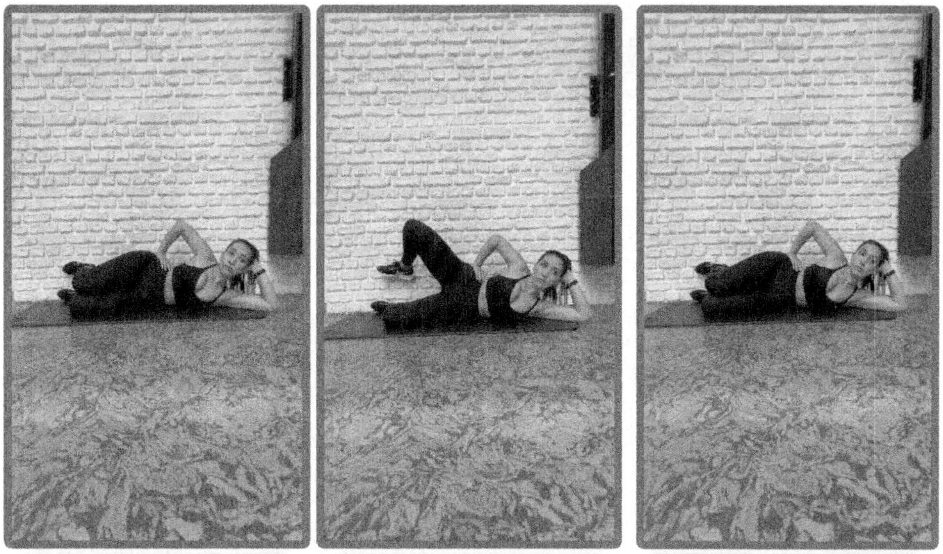

POSITION DE DÉPART | EXÉCUTION | RETOUR

Positionnement : Commencez par vous allonger sur le côté, le dos contre le mur. Vos hanches et vos genoux doivent être pliés à un angle de 90 degrés, et vos pieds doivent être empilés et alignés avec vos fessiers, reposant contre le mur.

Activation du noyau central : Avant de commencer le mouvement, activez vos muscles abdominaux pour stabiliser votre colonne vertébrale et votre bassin.

Mouvement : En gardant vos pieds ensemble et pressés contre le mur, levez votre genou supérieur aussi haut que vous le pouvez sans bouger votre bassin ou le bas de votre dos. Vos jambes ressembleront à une coquille de palourde qui s'ouvre, d'où le nom. Le mur fournit une résistance lorsque vous levez votre genou, rendant l'exercice plus exigeant.

Retour : Descendez lentement votre genou, en vous assurant de garder le contrôle tout au long du mouvement.

SCANNEZ LE CODE QR
EXPLICATION VIDÉO

SQUATS FACE AU MUR

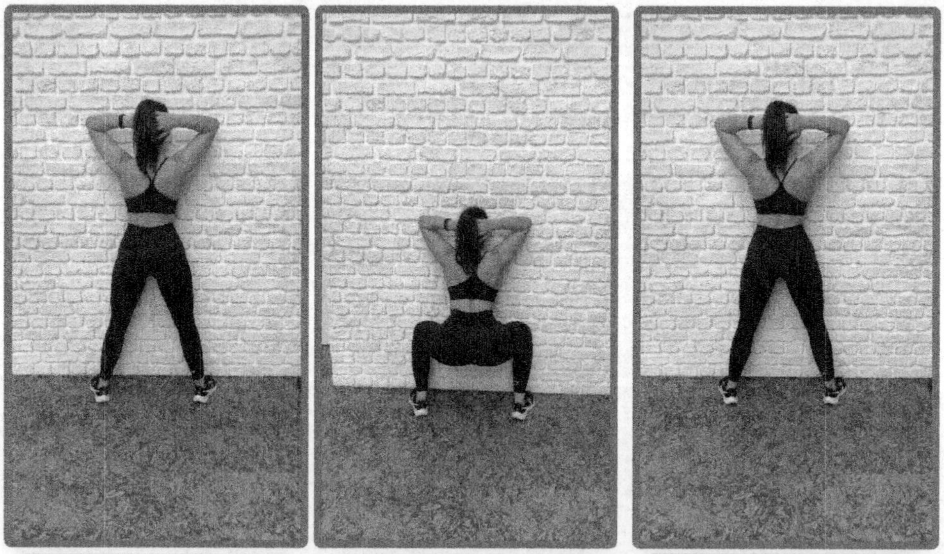

POSITION DE DÉPART | MOUVEMENT | RETOUR

Positionnement : Placez-vous face au mur, avec vos orteils et votre nez le touchant presque. Vos pieds devraient être écartés à la largeur de vos hanches ou un peu plus. (voir l'illustration)

Position de départ : Gardez vos bras derrière votre tête. Votre posture doit être droite avec votre poitrine relevée.

Mouvement : Commencez à baisser votre corps en position de squat, en pliant vos genoux et en poussant vos hanches vers l'arrière comme si vous vous asseyiez sur une chaise. Lors de la descente, assurez-vous que vos genoux ne dépassent pas vos orteils. Étant donné la proximité du mur, il est essentiel de maintenir une posture droite pour éviter de s'appuyer contre le mur.

Retour : Appuyez sur vos talons pour vous redresser, en tendant vos jambes et en revenant à la position de départ

SCANNEZ LE CODE QR
EXPLICATION VIDÉO

WALL SIT À UNE JAMBE

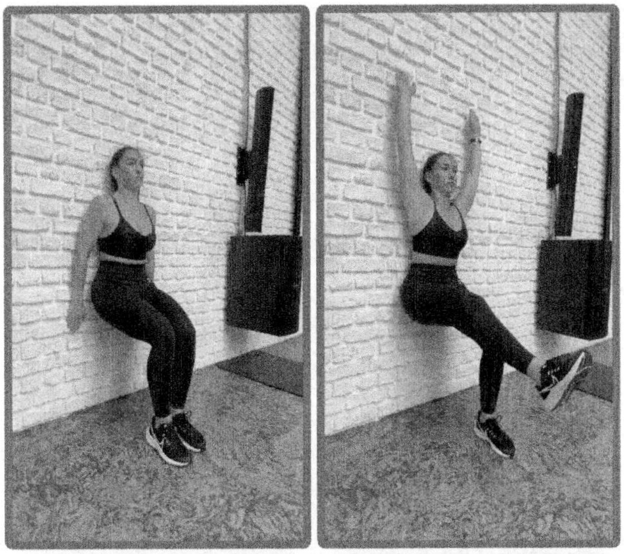

POSITION DE DÉPART | LEVER UNE JAMBE

Positionnement : Commencez par vous tenir debout, le dos contre un mur. Vos pieds devraient être écartés d'environ la largeur de vos hanches et positionnés à environ 60 cm du mur.
Glissez votre dos le long du mur, en pliant vos genoux jusqu'à ce qu'ils forment un angle de 90 degrés, comme si vous étiez assise sur une chaise invisible. Vos cuisses devraient être parallèles au sol et vos genoux directement au-dessus de vos chevilles.

Lever une jambe : Une fois que vous êtes dans la position assise contre le mur, levez lentement un pied du sol, en l'étendant droit devant vous. Gardez le pied fléchi et essayez de maintenir une ligne droite de votre hanche à votre talon.

Maintien : Engagez votre ceinture abdominale et pressez fermement votre dos contre le mur. Maintenez cette position pendant une durée déterminée ou aussi longtemps que vous pouvez conserver une bonne posture.

Changement : Reposez la jambe levée au sol et répétez l'exercice avec l'autre jambe.

SCANNEZ LE CODE QR
EXPLICATION VIDÉO

PONT FESSIER DEMI-ASSISTÉ

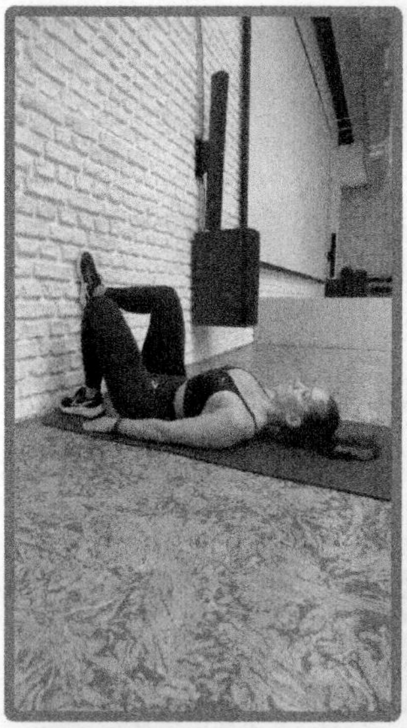

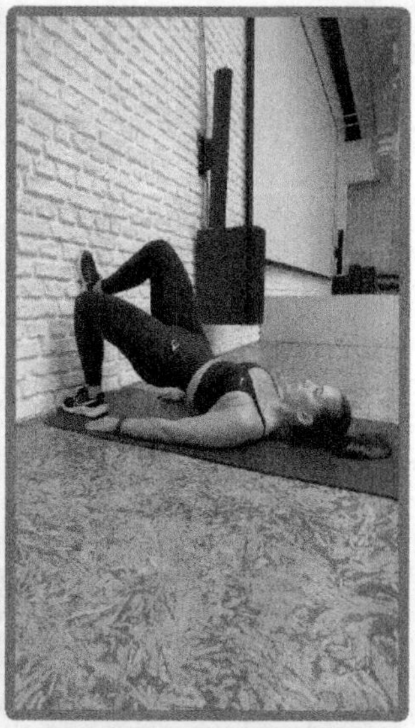

POSITION DE DÉPART

EXÉCUTION

Position de départ : Allongez-vous sur le dos sur un tapis ou une surface confortable, face éloignée du mur.

Placez un pied à plat contre le mur, le genou fléchi, pendant que l'autre pied reste à plat sur le sol, également avec le genou fléchi. Assurez-vous que vos deux pieds soient écartés de la largeur des hanches.

Vos bras doivent être le long de votre corps, paumes vers le bas.

Exécution : Contractez votre sangle abdominale et appuyez vos paumes sur le sol pour plus de stabilité.

Poussez simultanément à travers le talon sur le mur et le pied sur le sol, soulevant vos hanches du sol. En faisant cela, contractez bien vos fessiers et assurez-vous que votre corps forme une ligne droite de vos épaules à vos genoux.

Maintenez la position du pont un instant, en veillant à ce que vos hanches soient levées et que vos fessiers soient bien contractés.

Abaissez lentement vos hanches jusqu'à la position de départ. Changez pour l'autre jambe.

SCANNEZ LE CODE QR

EXPLICATION VIDÉO

PONT FESSIER À UNE JAMBE

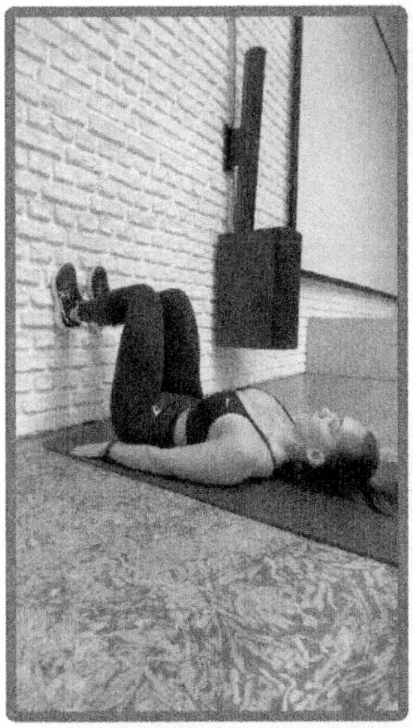

POSITION DE DÉPART

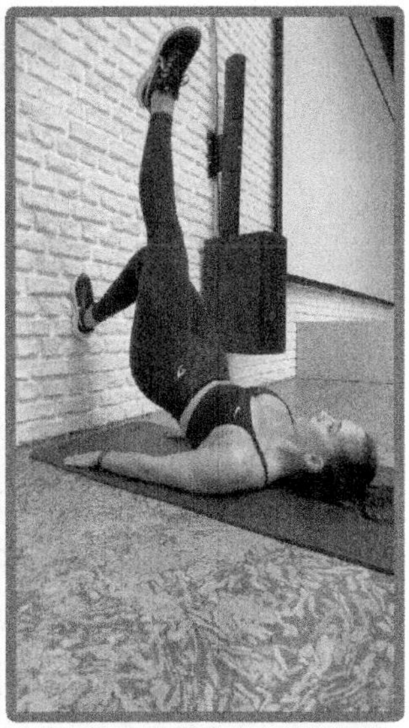

EXÉCUTION

Position de départ : Allongez-vous sur le dos sur un tapis, avec vos bras le long de votre corps. Placez le talon d'un pied fermement contre le mur, le genou étant plié à un angle d'environ 90 degrés. Tendez l'autre jambe droit vers le plafond.

Mouvement : En appuyant sur le talon qui est contre le mur, soulevez vos hanches du sol en contractant vos fessiers. L'objectif est de créer une ligne droite des épaules au genou de la jambe pliée. La jambe tendue se déplacera vers le haut à mesure que vos hanches se soulèvent.

Maintenez et Descendez : Au sommet du mouvement, assurez-vous que vos hanches sont à niveau et que vous ne cambrez pas votre dos. Maintenez la position un instant, ressentez la contraction dans vos fessiers et vos ischio-jambiers. Abaissez lentement vos hanches jusqu'à la position de départ. Changez pour l'autre jambe.

EXERCICES DE FLEXIBILITÉ ET D'ÉQUILIBRE

SCANNEZ LE CODE QR

EXPLICATION VIDÉO

ÉLÉVATION LATÉRALE DE LA JAMBE AU MUR

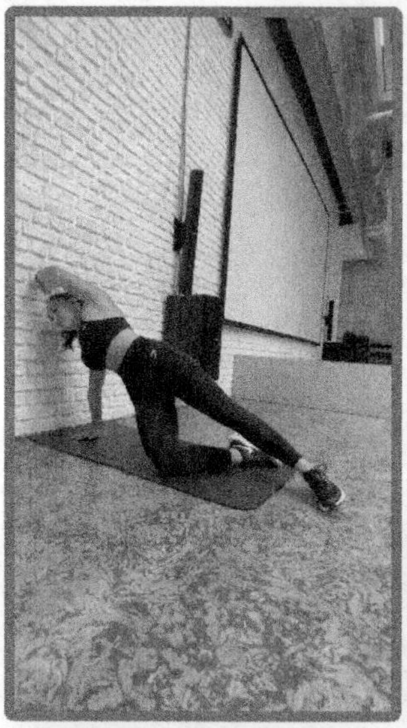

POSITION DE DÉPART

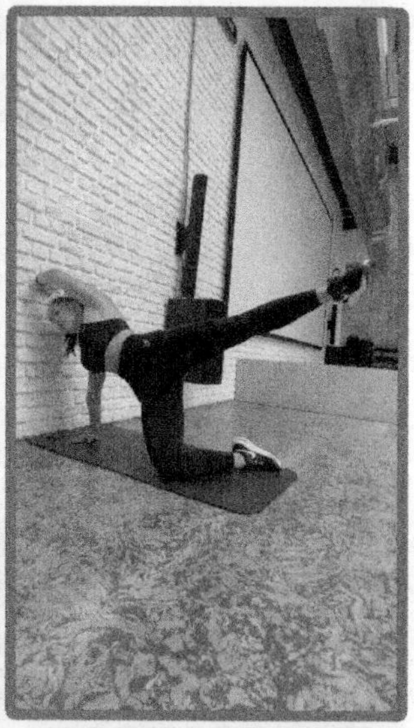

EXÉCUTION

Position de départ : Placez-vous sur le tapis de sorte que votre genou droit et votre main droite touchent celui-ci.

Exécution : Posez fermement votre main gauche contre le mur et étirez votre jambe gauche de sorte qu'elle soit à la hauteur du sol. Commencez à lever et abaisser votre jambe sans la laisser toucher le sol. Effectuez les mêmes mouvements avec votre jambe opposée.

SCANNEZ LE CODE QR
EXPLICATION VIDÉO

CRUNCH TOUCHER D'ORTEILS

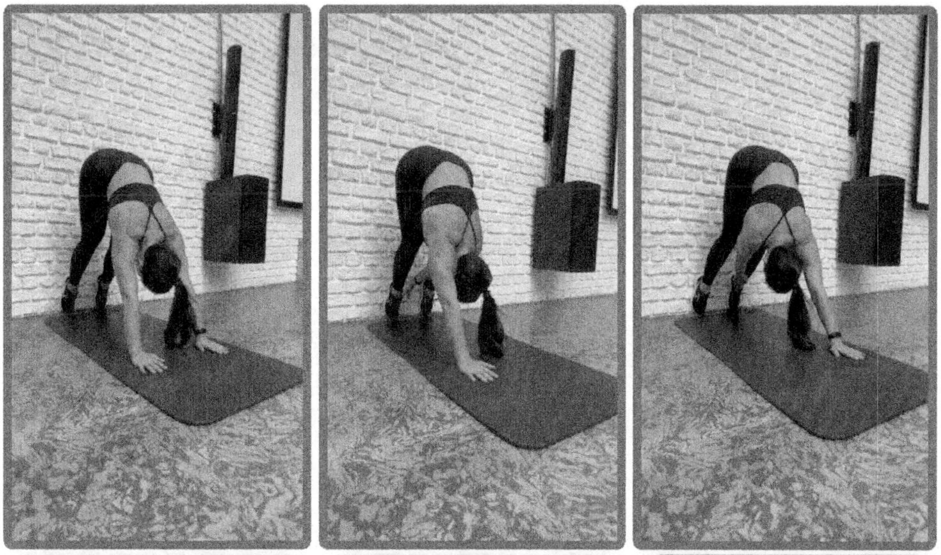

POSITION DE DÉPART | MOUVEMENT 1 | MOUVEMENT 2

Position de départ : Tenez-vous dos au tapis, bras complètement tendus et talons touchant le mur.

Mouvement 1 : En expirant, élève tes hanches et porte ta main gauche à ta cheville droite. Inspire en revenant à la position initiale.

Mouvement 2 : Expire à nouveau, cette fois en soulevant tes hanches et en connectant ta main droite à ta cheville gauche.
Inspire pour revenir à ta position de départ.

SCANNEZ LE CODE QR
EXPLICATION VIDÉO

TABLE TOP AU MUR

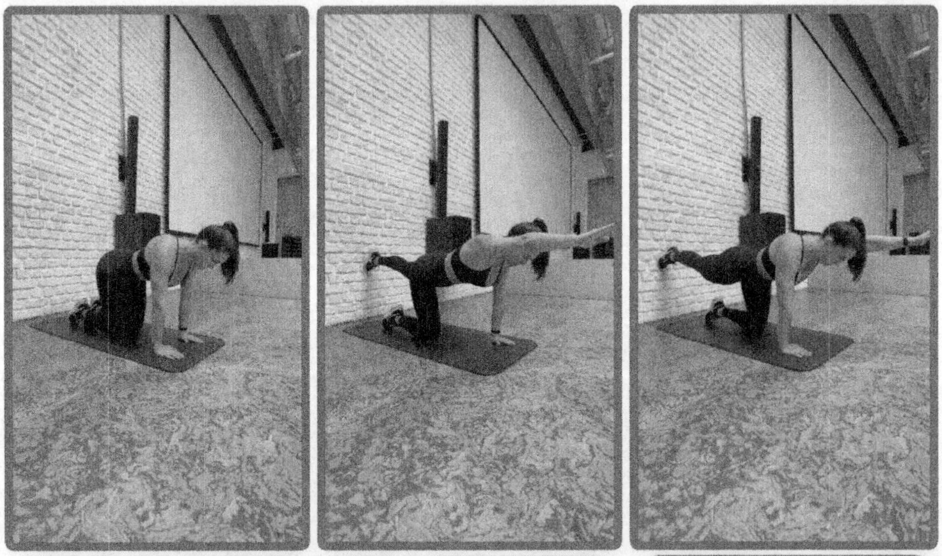

POSITION DE DÉPART | EXÉCUTION | SWITCH

Position de départ : Commencez en position à genoux, avec vos bras étendus et vos mains reposant sur le sol. Comme pour tous les exercices de Pilates, commencez par prendre une profonde inspiration et engagez vos muscles abdominaux, en veillant à ce que votre colonne vertébrale reste en position neutre tout au long du mouvement.

Exécution : Élévation de la jambe - Soulevez lentement une jambe, en essayant de toucher le mur avec votre pied. La hauteur de l'élévation dépendra de votre souplesse et de votre force. Idéalement, vous souhaitez que votre tibia soit parallèle au sol ou aussi près que possible.
Élévation du bras opposé - En même temps que vous levez la jambe pour toucher le mur, levez également le bras opposé jusqu'à ce qu'il soit parallèle au sol. Votre paume devrait être tournée vers le bas et votre bras devrait être tendu.

Maintenez et respirez : Dans cette position, avec une jambe élevée touchant le mur et le bras opposé levé et parallèle au sol, maintenez pendant quelques respirations. Assurez-vous que vos abdominaux restent engagés et que votre équilibre est stable. Abaissez lentement votre jambe et votre bras jusqu'à la position de départ.

Répétez : Effectuez le même mouvement du côté opposé, en soulevant l'autre jambe et le bras opposé.

SCANNEZ LE CODE QR
EXPLICATION VIDÉO

ÉTIREMENT D'UNE JAMBE AU MUR (GAUCHE & DROITE)

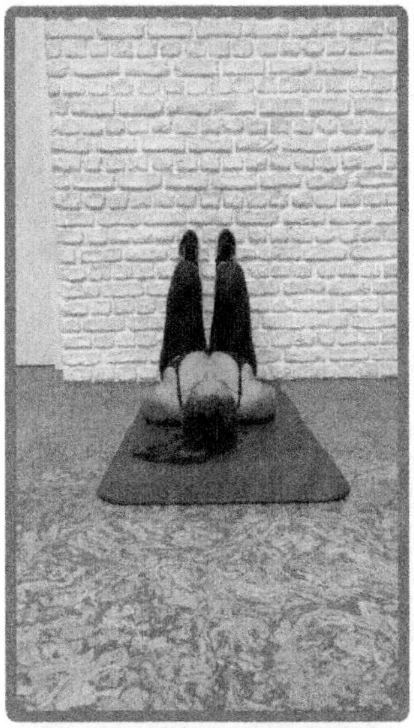
POSITION DE DÉPART

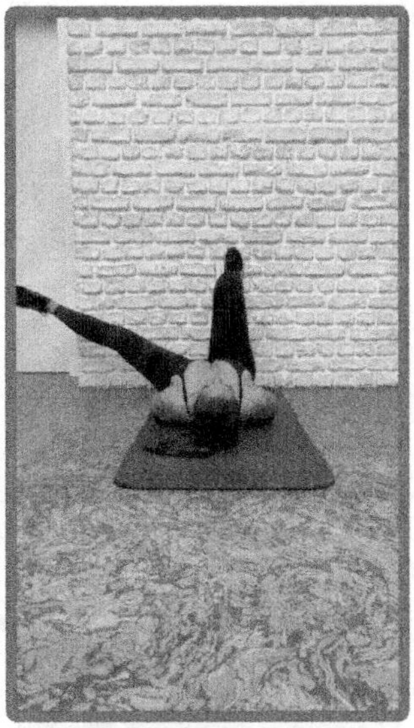
EXÉCUTION

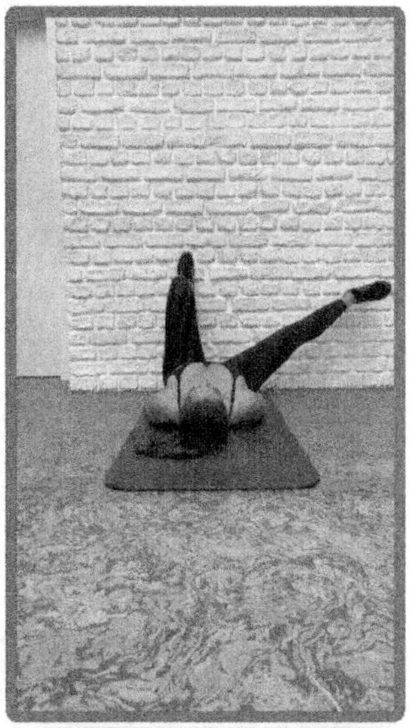
SWITCH

Position de départ : Commencez par vous allonger à plat sur le sol, les pieds contre le mur, les genoux pliés à environ 90 degrés.

Exécution : Étendez votre jambe gauche vers le ciel. Entamez un mouvement latéral vers la gauche tout en gardant votre jambe tendue et vos muscles contractés. Cherchez à ressentir un étirement sur la partie interne de votre cuisse gauche. Étendez votre jambe aussi loin sur le côté que votre souplesse le permet. Coordonnez votre respiration en inspirant lorsque vous levez votre jambe et en expirant lorsque vous la déplacez latéralement.

SCANNEZ LE CODE QR
EXPLICATION VIDÉO

CISEAUX AU MUR

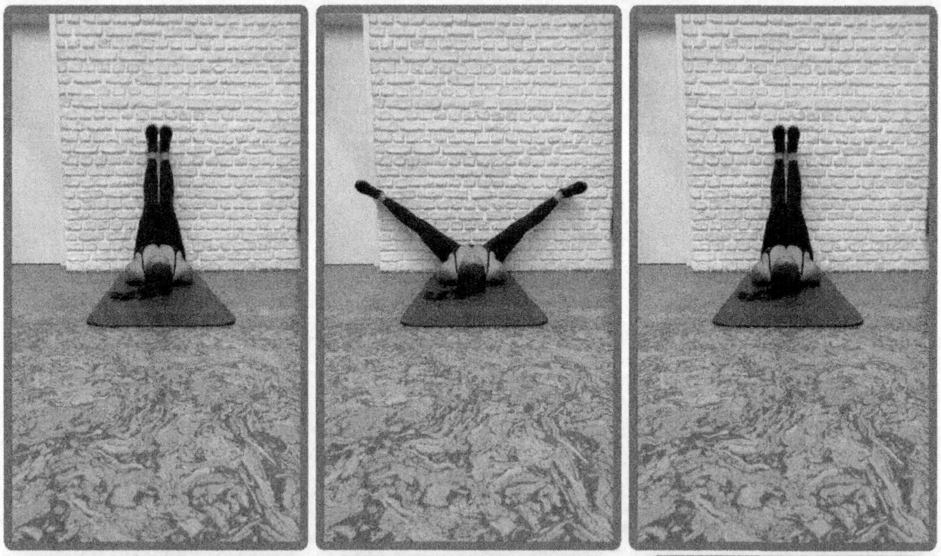

POSITION DE DÉPART | EXÉCUTION | RETOUR

Position de départ : Commencez par vous allonger à plat sur un tapis, en veillant à ce que votre bas du dos soit bien plaqué contre le sol. Élevez vos jambes et gardez-les bien serrées.

Exécution : Ensuite, écartez vos jambes au maximum, en tirant vos pieds. Maintenez cette position pendant un compte de 5 secondes.

Retour : Enfin, rapprochez vos jambes et détendez vos muscles, revenant à la position initiale.

SCANNEZ LE CODE QR

EXPLICATION VIDÉO

ROTATION DE LA GLUTE BRIDGE ÉTENDUE

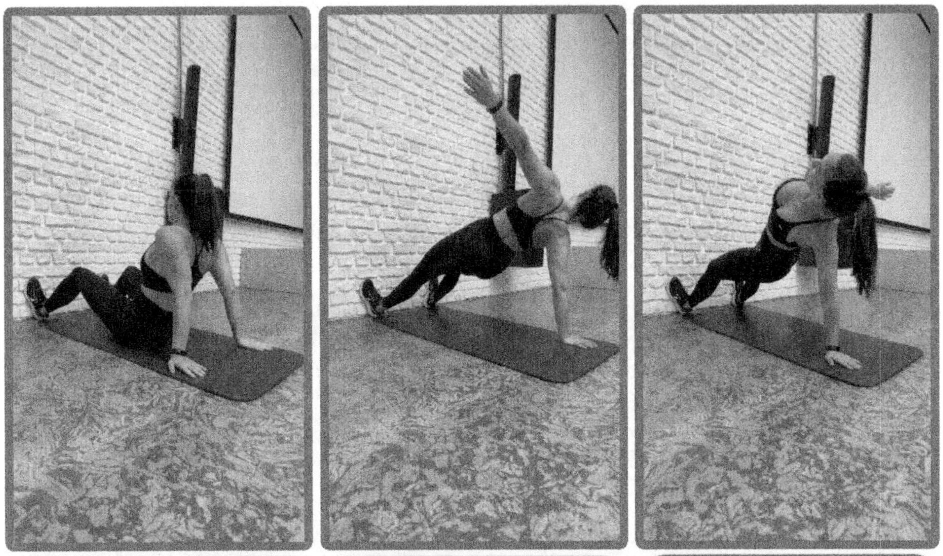

POSITION DE DÉPART | EXÉCUTION | SWITCH

Position de départ : Commencez par vous asseoir près d'un mur avec vos pieds touchant le mur. Positionnez votre main gauche légèrement sur le côté derrière vous, tout en gardant le torse droit et la poitrine relevée.

Exécution : En gardant vos membres tendus, levez vos hanches du sol aussi haut que possible tout en tendant simultanément votre bras gauche vers le plafond.

Maintenez cette pose pendant une seconde, puis revenez à votre position initiale. Terminez le nombre de répétitions indiqué d'un côté avant de passer à l'autre.

SCANNEZ LE CODE QR
EXPLICATION VIDÉO

PLANCHE DYNAMIQUE AVEC SUPPORT MURAL

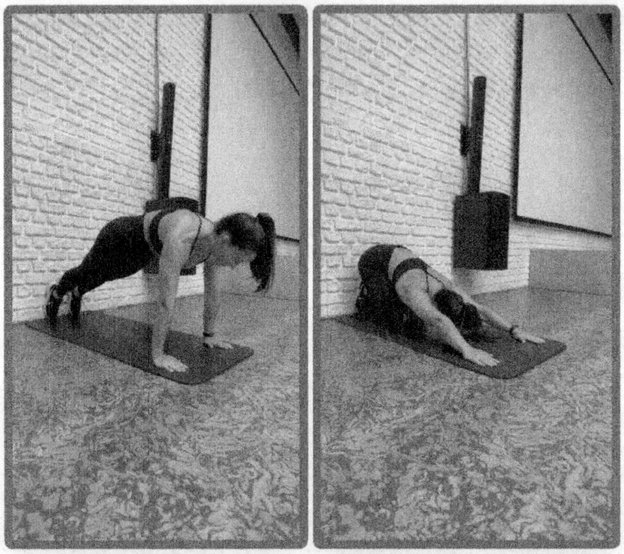

POSITION DE DÉPART | EXÉCUTION

Position de départ : Commencez par vous mettre en position de planche, en plaçant vos pieds contre le mur. Vos orteils doivent toucher le sol tandis que les plantes sont contre le mur. Gardez une ligne corporelle droite et alignez vos mains directement sous vos épaules.

Exécution : Ensuite, ramenez vos hanches vers le mur en pliant vos genoux. En faisant cela, gardez vos bras tendus et ressentez un étirement le long de votre dos. Maintenez cette position pendant une brève seconde.

Retour : Enfin, revenez à votre position de planche initiale. Continuez d'effectuer l'exercice pour le nombre de répétitions ou la durée spécifiée.

Chapitre 5 : Programmes d'entraînement spécialisés

IMPORTANT : Si après avoir terminé votre entraînement vous ne vous sentez pas particulièrement fatigué, vous pouvez passer à l'entraînement intermédiaire ou répéter l'entraînement quotidien jusqu'à un maximum de 3 fois.

ROUTINE D'ÉCHAUFFEMENT (10 MIN)

Ce que je recommande, c'est d'inclure ces exercices chaque fois que vous commencez un entraînement. Puis concluez-le avec quelques exercices de récupération.

LUNDI :

Montées De Genoux Au Mur- 1 minute | **PAGE 20**

Fentes Latérales Au Mur - 1 minute (30 secondes de chaque côté) | **PAGE 21**

Balancements De Jambe Au Mur- 1 minute (30 sec avant/arrière, 30 sec. de côté à côté) | **PAGE 22**

Élévations De Jambe Au Mur - 1 minute (30 secondes chaque jambe) | **PAGE 23**

Cercles De Bras - 1 minute (30 secondes vers l'avant, 30 secondes vers l'arrière) | **PAGE 25**

Répétez la routine une fois de plus.

MARDI :

Anges Au Mur- 1 minute | **PAGE 27**

Genou Au Nez- 1 minute | **PAGE 28**

Élévation De Jambe + Extension Arrière Au Mur- 1 minute (30 sec. chaque jambe) | **PAGE 29**

Cercles D'une Jambe Au Mur- 1 minute (30 secondes chaque jambe) | **PAGE 26**

Élévations Des Mollets Au Mur- 1 minute | **PAGE 24**

Répétez la routine une fois de plus.

MERCREDI :

Fentes Latérales Au Mur - 1 minute (30 secondes de chaque côté) | **PAGE 21**

Montées De Genoux Au Mur - 1 minute | **PAGE 20**

Balancements De Jambe Au Mur - 1 minute (30 sec avant/arrière, 30 sec de côté à côté) | **PAGE 22**

Élévations De Jambe Au Mur - 1 minute (30 secondes chaque jambe) | **PAGE 23**

Anges Au Mur- - 1 minute | **PAGE 27**

Répétez la routine une fois de plus.

JEUDI :

Cercles De Bras - 1 minute (30 secondes vers l'avant, 30 secondes vers l'arrière) | **PAGE 25**

Cercles D'une Jambe Au Mur - 1 minute (30 secondes chaque jambe) | **PAGE 26**

Élévations Des Mollets Au Mur - 1 minute | **PAGE 24**

Genou Au Nez - 1 minute | **PAGE 28**

Élévation De Jambe + Extension Arrière Au Mur - 1 minute (30 sec. chaque jambe) | **PAGE 29**

Répétez la routine une fois de plus.

VENDREDI :

Anges Au Mur- - 1 minute | **PAGE 27**

Montées De Genoux Au Mur - 1 minute | **PAGE 20**

Fentes Latérales Au Mur - 1 minute (30 secondes de chaque côté) | **PAGE 21**

Balancements De Jambe Au Mur - 1 minute (30 sec avant/arrière, 30 sec de côté à côté) | **PAGE 22**

Cercles De Bras - 1 minute (30 secondes vers l'avant, 30 secondes vers l'arrière) | **PAGE 25**

Répétez la routine une fois de plus.

SAMEDI :

Élévations De Jambe Au Mur - 1 minute (30 secondes chaque jambe) | **PAGE 23**

Élévations Des Mollets Au Mur - 1 minute | **PAGE 24**

Cercles D'une Jambe Au Mur - 1 minute (30 secondes chaque jambe) | **PAGE 26**

Genou Au Nez - 1 minute | **PAGE 28**

Élévation De Jambe + Extension Arrière Au Mur - 1 minute (30 sec chaque jambe) | **PAGE 29**

Répétez la routine une fois de plus.

ROUTINE DE RÉCUPÉRATION

Posture Du Cobra Au Mur- 30 secondes : Étire la poitrine, les épaules et les abdominaux. | **PAGE 33**

Posture Du Chat Au Mur - 30 secondes : Mobilise la colonne vertébrale. | **PAGE 34**

Posture Du Chiot Assistée Par Le Mur– 30 secondes : Étire les épaules et la colonne vertébrale. | **PAGE 36**

Étirement Du Bas Du Corps– 30 secondes de chaque côté : Cible les ischio-jambiers, les mollets et les quadriceps. | **PAGE 35**

Posture Du Sphinx Au Mur– maintenez 30 secondes : Cible les érecteurs du rachis, le trapèze et les rhomboïdes dans le dos, ainsi que les deltoïdes dans les épaules, vous ressentirez également probablement un étirement dans les fessiers et les ischio-jambiers. | **PAGE 37**

NIVEAU DÉBUTANT : FOCUS SUR LA FLEXIBILITÉ

LUNDI :

Montées De Genoux Au Mur - 30 secondes | **PAGE 20**

Balancements De Jambe Au Mur - 10 répétitions chaque jambe | **PAGE 21**

Cercles De Bras - 30 secondes | **PAGE 25**

Anges Au Mur- - 10 répétitions | **PAGE 27**

Étirement Des Bras/Épaules - maintenez 30 secondes | **PAGE 53**

MARDI :

Fentes Latérales Au Mur - 10 répétitions de chaque côté | **PAGE 21**

Élévations De Jambe Au Mur - 10 répétitions chaque jambe | **PAGE 22**

Genou Au Nez - 10 répétitions | **PAGE 28**

Élévation Latérale De La Jambe Au Mur - 30 secondes de chaque côté | **PAGE 74**

Crunch Toucher D'orteils - 10 répétitions | **PAGE 75**

MERCREDI :

Élévations Des Mollets Au Mur - 15 répétitions | **PAGE 24**

Cercles D'une Jambe Au Mur - 10 répétitions chaque jambe | **PAGE 26**

Table Top Au Mur - 30 secondes | **PAGE 76**

Élévation De Jambe + Extension Arrière Au Mur - 10 répétitions | **PAGE 29**

Ciseaux Au Mur - 30 secondes | **PAGE 78**

JEUDI :

Montées De Genoux Au Mur - 30 secondes | **PAGE 20**

Balancements De Jambe Au Mur - 10 répétitions chaque jambe | **PAGE 22**

Cercles De Bras - 30 secondes | **PAGE 25**

Anges Au Mur- - 10 répétitions | **PAGE 27**

Étirement Des Bras/Épaules - maintenez 30 secondes | **PAGE 53**

VENDREDI :

Fentes Latérales Au Mur - 10 répétitions de chaque côté | **PAGE 21**

Élévations De Jambe Au Mur - 10 répétitions chaque jambe | **PAGE 23**

Genou Au Nez - 10 répétitions | **PAGE 28**

Élévation Latérale De La Jambe Au Mur - 30 secondes de chaque côté | **PAGE 74**

Crunch Toucher D'orteils - 10 répétitions | **PAGE 75**

SAMEDI :

Élévations Des Mollets Au Mur - 15 répétitions | **PAGE 24**

Cercles D'une Jambe Au Mur - 10 répétitions chaque jambe | **PAGE 26**

Table Top Au Mur - 30 secondes | **PAGE 76**

Élévation De Jambe + Extension Arrière Au Mur - 10 répétitions | **PAGE 29**

Ciseaux Au Mur - 30 secondes | **PAGE 78**

NIVEAU INTERMÉDIAIRE : FOCUS SUR LA FLEXIBILITÉ

LUNDI :

Montées De Genoux Au Mur - 45 secondes | **PAGE 20**

Balancements De Jambe Au Mur - 15 répétitions chaque jambe | **PAGE 22**

Cercles De Bras - 45 secondes | **PAGE 25**

Anges Au Mur- - 15 répétitions | **PAGE 27**

Rotation De La Glute Bridge Étendue - 30 secondes | **PAGE 79**

MARDI :

Fentes Latérales Au Mur - 15 répétitions de chaque côté | **PAGE 21**

Élévations De Jambe Au Mur - 15 répétitions chaque jambe | **PAGE 23**

Genou Au Nez - 15 répétitions | **PAGE 28**

Élévation Latérale De La Jambe Au Mur - 45 secondes de chaque côté | **PAGE 74**

Planche Dynamique Avec Support Mural - 30 secondes | **PAGE 80**

MERCREDI :

Élévations Des Mollets Au Mur - 20 répétitions | **PAGE 24**

Cercles D'une Jambe Au Mur - 15 répétitions chaque jambe | **PAGE 26**

Table Top Au Mur - 45 secondes | **PAGE 76**

Élévation De Jambe + Extension Arrière Au Mur - 15 répétitions | **PAGE 29**

Ciseaux Au Mur - 45 secondes | **PAGE 78**

JEUDI :

Montées De Genoux Au Mur - 45 secondes | **PAGE 20**

Balancements De Jambe Au Mur - 15 répétitions chaque jambe | **PAGE 22**

Cercles De Bras - 45 secondes | **PAGE 25**

Anges Au Mur- - 15 répétitions | **PAGE 27**

Rotation De La Glute Bridge Étendue - 30 secondes | **PAGE 79**

VENDREDI :

Fentes Latérales Au Mur - 15 répétitions de chaque côté | **PAGE 21**

Élévations De Jambe Au Mur - 15 répétitions chaque jambe | **PAGE 23**

Genou Au Nez - 15 répétitions | **PAGE 28**

Élévation Latérale De La Jambe Au Mur - 45 secondes de chaque côté | **PAGE 74**

Planche Dynamique Avec Support Mural - 30 secondes | **PAGE 80**

SAMEDI :

Élévations Des Mollets Au Mur - 20 répétitions | **PAGE 24**

Cercles D'une Jambe Au Mur - 15 répétitions chaque jambe | **PAGE 26**

Table Top Au Mur - 45 secondes | **PAGE 76**

Élévation De Jambe + Extension Arrière Au Mur - 15 répétitions | **PAGE 29**

Ciseaux Au Mur - 45 secondes | **PAGE 78**

NIVEAU AVANCÉ : FOCUS SUR LA FLEXIBILITÉ

LUNDI :

Montées De Genoux Au Mur - 1 minute | **PAGE 20**

Balancements De Jambe Au Mur - 20 répétitions chaque jambe | **PAGE 22**

Cercles De Bras - 1 minute | **PAGE 25**

Anges Au Mur- - 20 répétitions | **PAGE 27**

Rotation De La Glute Bridge Étendue - 45 secondes | **PAGE 79**

MARDI :

Fentes Latérales Au Mur - 20 répétitions de chaque côté | **PAGE 21**

Élévations De Jambe Au Mur - 20 répétitions chaque jambe | **PAGE 23**

Genou Au Nez - 20 répétitions | **PAGE 28**

Élévation Latérale De La Jambe Au Mur - 1 minute de chaque côté | **PAGE 74**

Planche Dynamique Avec Support Mural - 45 secondes | **PAGE 80**

MERCREDI :

Élévations Des Mollets Au Mur - 25 répétitions | **PAGE 24**

Cercles D'une Jambe Au Mur - 20 répétitions chaque jambe | **PAGE 26**

Table Top Au Mur - 1 minute | **PAGE 76**

Élévation De Jambe + Extension Arrière Au Mur - 20 répétitions | **PAGE 29**

Ciseaux Au Mur - 1 minute | **PAGE 78**

JEUDI :

Montées De Genoux Au Mur - 1 minute | **PAGE 20**

Balancements De Jambe Au Mur - 20 répétitions chaque jambe | **PAGE 22**

Cercles De Bras - 1 minute | **PAGE 25**

Anges Au Mur- - 20 répétitions | **PAGE 27**

Rotation De La Glute Bridge Étendue - 45 secondes | **PAGE 79**

VENDREDI :

Fentes Latérales Au Mur - 20 répétitions de chaque côté | **PAGE 21**

Élévations De Jambe Au Mur - 20 répétitions chaque jambe | **PAGE 23**

Genou Au Nez - 20 répétitions | **PAGE 28**

Élévation Latérale De La Jambe Au Mur - 1 minute de chaque côté | **PAGE 74**

Planche Dynamique Avec Support Mural - 45 secondes | **PAGE 80**

SAMEDI :

Élévations Des Mollets Au Mur - 25 répétitions | **PAGE 24**

Cercles D'une Jambe Au Mur - 20 répétitions chaque jambe | **PAGE 26**

Table Top Au Mur - 1 minute | **PAGE 76**

Élévation De Jambe + Extension Arrière Au Mur - 20 répétitions | **PAGE 29**

Ciseaux Au Mur - 1 minute | **PAGE 78**

PLAN D'ENTRAÎNEMENT HEBDOMADAIRE POUR LA PERTE DE POIDS

NIVEAU DÉBUTANT

LUNDI :

Version Crunch Pour Le Centre Et Les Abdos- 15 reps (30 calories) | **PAGE 40**

Flexions Des Bras - 20 reps (20 calories) | **PAGE 52**

Poussée Des Hanches Au Mur- 15 reps (25 calories) | **PAGE 60**

Élévation Latérale De La Jambe Au Mur - 1 min chaque côté (20 calories) | **PAGE 74**

Table Top Au Mur - 1 min (15 calories) | **PAGE 76**

Calories Estimées Brûlées : 110

MARDI :

Crunches De Vélo Au Mur - 20 reps (30 calories) | **PAGE 42**

Pompes Au Mur - 15 reps (20 calories) | **PAGE 54**

Fentes Classiques - 15 reps chaque jambe (25 calories) | **PAGE 61**

Crunch Toucher D'orteils - 1 min (20 calories) | **PAGE 75**

Élévation De Jambe + Extension Arrière Au Mur - 15 reps (25 calories) | **PAGE 29**

Calories Estimées Brûlées : 120

MERCREDI :

Version Oblique Pour Le Centre Et Les Abdos - 20 reps (35 calories) | **PAGE 41**

Pompes Au Mur Version Pose Du Chien- 20 reps (25 calories) | **PAGE 55**

Fentes + Coup De Pied Arrière - 20 reps chaque jambe (30 calories) | **PAGE 62**

Étirement D'une Jambe Au Mur (Gauche & Droite) - 1 min chaque (25 calories) | **PAGE 77**

Ciseaux Au Mur - 1 min (25 calories) | **PAGE 78**

Calories Estimées Brûlées : 140

JEUDI :

Pikes Crunches Au Mur - 20 reps (35 calories) | **PAGE 43**

Touches De Mur En Planche - 1 min (25 calories) | **PAGE 57**

Squats Au Mur - 20 reps (30 calories) | **PAGE 64**

Rotation De La Glute Bridge Étendue - 1 min (25 calories) | **PAGE 79**

Planche Dynamique Avec Support Mural - 1 min (25 calories) | **PAGE 80**

Calories Estimées Brûlées : 140

VENDREDI :

Pression Abdominale Au Mur - Version Jambes - 20 reps (35 calories) | **PAGE 44**

Pompes Au Mur Version Pose Du Chien - 20 reps (25 calories) | **PAGE 55**

Wall Sit Avec Élévation Des Talons - 20 reps (30 calories) | **PAGE 65**

Élévation Latérale De La Jambe Au Mur - 1 min chaque côté (20 calories) | **PAGE 74**

Table Top Au Mur - 1 min (15 calories) | **PAGE 76**

Calories Estimées Brûlées : 125

SAMEDI :

Superman - 1 min (30 calories) | **PAGE 45**

Teaser Abdominaux Et Centre Au Mur- 1 min (25 calories) | **PAGE 46**

Planche En Marchant Au Mur - 1 min (30 calories) | **PAGE 47**

Posture Du Dauphin - 1 min (20 calories) | **PAGE 48**

Posture Du Dauphin Avec Les Pieds Éléves Sur Le Mur - 1 min (25 calories) | **PAGE 49**

Calories Estimées Brûlées : 130

NIVEAU INTERMÉDIAIRE

LUNDI :

Version Crunch Pour Le Centre Et Les Abdos - 20 reps (35 calories) | **PAGE 40**

Flexions Des Bras - 25 reps (25 calories) | **PAGE 52**

Poussée Des Hanches Au Mur - 20 reps (30 calories) | **PAGE 60**

Élévation Latérale De La Jambe Au Mur - 1.5 min chaque côté (25 calories) | **PAGE 74**

Table Top Au Mur - 1.5 min (20 calories) | **PAGE 76**

Calories Estimées Brûlées : 135

MARDI :

Crunches De Vélo Au Mur - 25 reps (35 calories) | **PAGE 42**

Pompes Au Mur - 20 reps (25 calories) | **PAGE 54**

Fentes Classiques - 20 reps chaque jambe (30 calories) | **PAGE 61**

Crunch Toucher D'orteils - 1.5 min (25 calories) | **PAGE 75**

Élévation De Jambe + Extension Arrière Au Mur - 20 reps (30 calories) | **PAGE 29**

Calories Estimées Brûlées : 145

MERCREDI :

Version Oblique Pour Le Centre Et Les Abdos - 25 reps (40 calories) | **PAGE 41**

Pompes Au Mur Version Pose Du Chien - 25 reps (30 calories) | **PAGE 55**

Fentes + Coup De Pied Arrière - 25 reps chaque jambe (35 calories) | **PAGE 62**

Étirement D'une Jambe Au Mur (Gauche & Droite) - 1 min 30 sec (30 calories) | **PAGE 77**

Ciseaux Au Mur - 1 min 30 sec (30 calories) | **PAGE 78**

Calories Estimées Brûlées : 165

JEUDI :

Pikes Crunches Au Mur - 25 reps (40 calories) | **PAGE 43**

Touches De Mur En Planche - 1 min 30 sec (30 calories) | **PAGE 57**

Squats Au Mur - 25 reps (35 calories) | **PAGE 64**

Rotation De La Glute Bridge Étendue – 1 min 30 sec (30 calories) | **PAGE 79**

Planche Dynamique Avec Support Mural – 1 min 30 sec (30 calories) | **PAGE 80**

Calories Estimées Brûlées : 165

VENDREDI :

Pression Abdominale Au Mur - Version Jambes - 25 reps (40 calories) | **PAGE 44**

Pompes Au Mur Version Pose Du Chien - 25 reps (30 calories) | **PAGE 55**

Wall Sit Avec Élévation Des Talons - 25 reps (35 calories) | **PAGE 65**

Élévation Latérale De La Jambe Au Mur - 1.5 min chaque côté (25 calories) | **PAGE 74**

Table Top Au Mur - 1.5 min (20 calories) | **PAGE 76**

Calories Estimées Brûlées : 150

SAMEDI :

Superman - 1 min 30 sec (35 calories) | **PAGE 45**

Teaser Abdominaux Et Centre Au Mur - 1 min 30 sec (30 calories) | **PAGE 46**

Planche En Marchant Au Mur - 1 min 30 sec (35 calories) | **PAGE 47**

Posture Du Dauphin - 1 min 30 sec (25 calories) | **PAGE 48**

Posture Du Dauphin Avec Les Pieds Éléves Sur Le Mur - 1 min 30 sec (30 calories) | **PAGE 49**

Calories Estimées Brûlées : 155

NIVEAU AVANCÉ

LUNDI :

Version Crunch Pour Le Centre Et Les Abdos - 30 reps (45 calories) | **PAGE 40**

Flexions Des Bras - 30 reps (30 calories) | **PAGE 52**

Poussée Des Hanches Au Mur - 25 reps (35 calories) | **PAGE 60**

Élévation Latérale De La Jambe Au Mur - 2 min chaque côté (30 calories) | **PAGE 74**

Table Top Au Mur - 2 min (25 calories) | **PAGE 76**

Calories Estimées Brûlées : 165

MARDI :

Crunches De Vélo Au Mur - 30 reps (45 calories) | **PAGE 42**

Pompes Au Mur - 25 reps (30 calories) | **PAGE 54**

Fentes Classiques - 25 reps chaque jambe (35 calories) | **PAGE 61**

Crunch Toucher D'orteils - 2 min (30 calories) | **PAGE 75**

Élévation De Jambe + Extension Arrière Au Mur - 25 reps (35 calories) | **PAGE 29**

Calories Estimées Brûlées : 175

MERCREDI :

Version Oblique Pour Le Centre Et Les Abdos - 30 reps (50 calories) | **PAGE 41**

Pompes Au Mur Version Pose Du Chien - 30 reps (35 calories) | **PAGE 55**

Fentes + Coup De Pied Arrière - 30 reps chaque jambe (40 calories) | **PAGE 62**

Étirement D'une Jambe Au Mur (Gauche & Droite) - 2 min chaque (35 calories) | **PAGE 77**

Ciseaux Au Mur - 2 min (35 calories) | **PAGE 78**

Calories Estimées Brûlées : 195

JEUDI :

Pikes Crunches Au Mur - 30 reps (50 calories) | **PAGE 43**

Touches De Mur En Planche - 2 min (35 calories) | **PAGE 57**

Squats Au Mur - 30 reps (40 calories) | **PAGE 64**

Rotation De La Glute Bridge Étendue - 2 min (35 calories) | **PAGE 79**

Planche Dynamique Avec Support Mural - 2 min (35 calories) | **PAGE 80**

Calories Estimées Brûlées : 195

VENDREDI :

Pression Abdominale Au Mur - Version Jambes - 30 reps (50 calories) | **PAGE 44**

Pompes Au Mur Version Pose Du Chien - 30 reps (35 calories) | **PAGE 55**

Wall Sit Avec Élévation Des Talons - 30 reps (40 calories) | **PAGE 65**

Élévation Latérale De La Jambe Au Mur - 2 min chaque côté (30 calories) | **PAGE 74**

Table Top Au Mur - 2 min (25 calories) | **PAGE 76**

Calories Estimées Brûlées : 180

SAMEDI :

Superman - 2 min (40 calories) | **PAGE 45**

Teaser Abdominaux Et Centre Au Mur - 2 min (35 calories) | **PAGE 46**

Planche En Marchant Au Mur - 2 min (40 calories) | **PAGE 47**

Posture Du Dauphin - 2 min (30 calories) | **PAGE 48**

Posture Du Dauphin Avec Les Pieds Éléves Sur Le Mur - 2 min (35 calories) | **PAGE 49**

Calories Estimées Brûlées : 180

PLAN D'ENTRAÎNEMENT HEBDOMADAIRE AXÉ SUR LA FORCE DU NOYAU & UN VENTRE PLAT

NIVEAU DÉBUTANT

LUNDI :

Version Crunch Pour Le Centre Et Les Abdos - 10 reps | **PAGE 40**

Version Oblique Pour Le Centre Et Les Abdos - 10 reps | **PAGE 41**

Crunches De Vélo Au Mur - 10 reps | **PAGE 42**

Poussée Des Hanches Au Mur - 10 reps | **PAGE 60**

Élévation Latérale De La Jambe Au Mur - 30 sec chaque côté | **PAGE 74**

MARDI :

Pikes Crunches Au Mur - 10 reps | **PAGE 43**

Pression Abdominale Au Mur - Version Jambes - 10 reps | **PAGE 44**

Superman - 30 sec | **PAGE 45**

Fentes Classiques - 10 reps chaque jambe | **PAGE 61**

Table Top Au Mur - 30 sec | **PAGE 76**

MERCREDI :

Teaser Abdominaux Et Centre Au Mur - 30 sec | **PAGE 46**

Planche En Marchant Au Mur - 30 sec | **PAGE 47**

Posture Du Dauphin - 30 sec | **PAGE 48**

Squats Au Mur - 10 reps | **PAGE 64**

Wall Sit Avec Élévation Des Talons - 10 reps | **PAGE 65**

JEUDI :

Curl Inversé - 10 reps | **PAGE 50**

Poussée Des Hanches Au Mur - 10 reps | **PAGE 60**

Pont Fessier À Une Jambe - 10 reps | **PAGE 71**

Coquillages Au Mur - 10 reps | **PAGE 67**

Ciseaux Au Mur - 30 sec | **PAGE 78**

VENDREDI :

Pression Abdominale Au Mur - Version Jambes - 10 reps | **PAGE 44**

Crunches De Vélo Au Mur - 10 reps | **PAGE 42**

Pikes Crunches Au Mur - 10 reps | **PAGE 43**

Squats Face Au Mur - 10 reps | **PAGE 68**

Wall Sit À Une Jambe - 30 sec | **PAGE 69**

SAMEDI :

Version Crunch Pour Le Centre Et Les Abdos - 10 reps | **PAGE 40**

Version Oblique Pour Le Centre Et Les Abdos - 10 reps | **PAGE 41**

Teaser Abdominaux Et Centre Au Mur - 30 sec | **PAGE 46**

Poussée Des Hanches Au Mur - 10 reps | **PAGE 60**

Élévation Latérale De La Jambe Au Mur - 30 sec chaque côté | **PAGE 74**

NIVEAU INTERMÉDIAIRE

LUNDI :

Version Crunch Pour Le Centre Et Les Abdos - 20 reps | **PAGE 40**

Version Oblique Pour Le Centre Et Les Abdos - 20 reps | **PAGE 41**

Crunches De Vélo Au Mur - 20 reps | **PAGE 42**

Poussée Des Hanches Au Mur - 20 reps | **PAGE 60**

Élévation Latérale De La Jambe Au Mur - 1 min chaque côté | **PAGE 74**

MARDI :

Pikes Crunches Au Mur - 20 reps | **PAGE 43**

Pression Abdominale Au Mur - Version Jambes - 20 reps | **PAGE 44**

Superman - 1 min | **PAGE 45**

Fentes Classiques - 20 reps chaque jambe | **PAGE 61**

Table Top Au Mur - 1 min | **PAGE 76**

MERCREDI :

Teaser Abdominaux Et Centre Au Mur - 1 min | **PAGE 46**

Planche En Marchant Au Mur - 1 min | **PAGE 47**

Posture Du Dauphin - 1 min | **PAGE 48**

Squats Au Mur - 20 reps | **PAGE 64**

Wall Sit Avec Élévation Des Talons - 20 reps | **PAGE 65**

JEUDI :

Curl Inversé - 20 reps | **PAGE 50**

Poussée Des Hanches Au Mur - 20 reps | **PAGE 60**

Pont Fessier À Une Jambe - 20 reps | **PAGE 71**

Coquillages Au Mur - 20 reps | **PAGE 67**

Ciseaux Au Mur - 1 min | **PAGE 78**

VENDREDI :

Pression Abdominale Au Mur - Version Jambes - 20 reps | **PAGE 44**

Crunches De Vélo Au Mur - 20 reps | **PAGE 42**

Pikes Crunches Au Mur - 20 reps | **PAGE 43**

Squats Face Au Mur - 20 reps | **PAGE 68**

Wall Sit À Une Jambe - 1 min | **PAGE 69**

SAMEDI :

Version Crunch Pour Le Centre Et Les Abdos - 20 reps | **PAGE 40**

Version Oblique Pour Le Centre Et Les Abdos - 20 reps | **PAGE 41**

Teaser Abdominaux Et Centre Au Mur - 1 min | **PAGE 46**

Poussée Des Hanches Au Mur - 20 reps | **PAGE 60**

Élévation Latérale De La Jambe Au Mur - 1 min chaque côté | **PAGE 74**

NIVEAU AVANCÉ

LUNDI :

Version Crunch Pour Le Centre Et Les Abdos - 30 reps | **PAGE 40**

Version Oblique Pour Le Centre Et Les Abdos - 30 reps | **PAGE 41**

Crunches De Vélo Au Mur - 30 reps | **PAGE 42**

Poussée Des Hanches Au Mur - 25 reps | **PAGE 60**

Élévation Latérale De La Jambe Au Mur - 2 min chaque côté | **PAGE 74**

MARDI :

Pikes Crunches Au Mur - 30 reps | **PAGE 43**

Pression Abdominale Au Mur - Version Jambes - 30 reps | **PAGE 44**

Superman - 2 min | **PAGE 45**

Fentes Classiques - 30 reps chaque jambe | **PAGE 61**

Table Top Au Mur - 2 min | **PAGE 76**

MERCREDI :

Teaser Abdominaux Et Centre Au Mur - 2 min | **PAGE 46**

Planche En Marchant Au Mur - 2 min | **PAGE 47**

Posture Du Dauphin - 2 min | **PAGE 48**

Squats Au Mur - 30 reps | **PAGE 64**

Wall Sit Avec Élévation Des Talons - 30 reps | **PAGE 65**

JEUDI :

Posture Du Dauphin Avec Les Pieds Éléves Sur Le Mur - 2 min | **PAGE 49**

Curl Inversé - 30 reps | **PAGE 50**

Poussée Des Hanches Au Mur - 30 reps | **PAGE 60**

Coquillages Au Mur - 30 reps | **PAGE 67**

Squats Face Au Mur - 30 reps | **PAGE 68**

VENDREDI :

Pont Fessier À Une Jambe - 30 reps chaque jambe | **PAGE 71**

Flexions Des Bras - 30 reps | **PAGE 52**

Pompes Au Mur - 30 reps | **PAGE 54**

Wall Sit À Une Jambe - 2 min | **PAGE 69**

Ciseaux Au Mur - 2 min | **PAGE 78**

SAMEDI :

Touches De Mur En Planche - 2 min| **PAGE 57**

Planche Inclinée Vers Le Bas - 2 min | **PAGE 58**

Pompes Au Mur Version Pose Du Chien - 30 reps | **PAGE 55**

Rotation De La Glute Bridge Étendue - 2 min | **PAGE 79**

Planche Dynamique Avec Support Mural - 2 min | **PAGE 80**

NIVEAU DÉBUTANT (Jours 1-10)

JOUR 1

Version Crunch Pour Le Centre Et Les Abdos - 10 reps | **PAGE 40**

Flexions Des Bras - 10 reps | **PAGE 52**

Poussée Des Hanches Au Mur - 10 reps | **PAGE 60**

Élévation Latérale De La Jambe Au Mur - 30 sec chaque côté| **PAGE 74**

Table Top Au Mur - 30 sec | **PAGE 76**

JOUR 2

Version Oblique Pour Le Centre Et Les Abdos - 10 reps | **PAGE 41**

Étirement Des Bras/Épaules - 30 sec | **PAGE 53**

Fentes Classiques - 10 reps chaque jambe | **PAGE 61**

Crunch Toucher D'orteils - 10 reps | **PAGE 75**

Élévation De Jambe + Extension Arrière Au Mur - 10 reps | **PAGE 29**

JOUR 3

Crunches De Vélo Au Mur - 10 reps | **PAGE 42**

Pompes Au Mur - 10 reps | **PAGE 54**

Fentes + Coup De Pied Arrière - 10 reps chaque jambe | **PAGE 62**

Étirement D'une Jambe Au Mur (Gauche & Droite) - 10 rep chaque | **PAGE 77**

Ciseaux Au Mur - 30 sec | **PAGE 78**

JOUR 4

Pikes Crunches Au Mur - 10 reps | **PAGE 43**

Pompes Au Mur Version Pose Du Chien - 10 reps | **PAGE 55**

Fentes Avec La Jambe Appuyée Sur Le Mur - 10 reps chaque jambe | **PAGE 63**

Rotation De La Glute Bridge Étendue - 10 reps | **PAGE 79**

Planche Dynamique Avec Support Mural - 30 sec | **PAGE 80**

JOUR 5

Pression Abdominale Au Mur - Version Jambes - 10 reps | **PAGE 44**

Rotation Du Tronc Assise - 10 reps chaque côté | **PAGE 56**

Squats Au Mur - 10 reps | **PAGE 64**

Élévation Latérale De La Jambe Au Mur - 30 sec chaque côté | **PAGE 74**

Table Top Au Mur - 30 sec | **PAGE 76**

JOUR 6

Superman - 30 sec | **PAGE 45**

Touches De Mur En Planche - 30 sec | **PAGE 57**

Wall Sit Avec Élévation Des Talons - 10 reps | **PAGE 65**

Crunch Toucher D'orteils - 10 reps | **PAGE 75**

Élévation De Jambe + Extension Arrière Au Mur - 10 reps | **PAGE 29**

JOUR 7

Teaser Abdominaux Et Centre Au Mur - 30 sec | **PAGE 46**

Planche Inclinée Vers Le Bas - 30 sec | **PAGE 58**

Élévation De Jambe Debout Au Mur - 10 reps chaque jambe | **PAGE 66**

Étirement D'une Jambe Au Mur (Gauche & Droite) - 10 reps chaque | **PAGE 77**

Ciseaux Au Mur - 30 sec | **PAGE 78**

JOUR 8

Planche En Marchant Au Mur - 30 sec | **PAGE 47**

Flexions Des Bras - 10 reps | **PAGE 52**

Coquillages Au Mur - 10 reps chaque jambe | **PAGE 67**

Rotation De La Glute Bridge Étendue - 10 reps | **PAGE 79**

Planche Dynamique Avec Support Mural - 30 sec | **PAGE 80**

JOUR 9

Posture Du Dauphin - 30 sec | **PAGE 48**

Étirement Des Bras/Épaules - 30 sec | **PAGE 53**

Squats Face Au Mur - 10 reps | **PAGE 68**

Élévation Latérale De La Jambe Au Mur - 30 sec chaque côté | **PAGE 74**

Table Top Au Mur - 30 sec | **PAGE 76**

JOUR 10

Posture Du Dauphin Avec Les Pieds Éléves Sur Le Mur - 30 sec | **PAGE 49**

Pompes Au Mur - 10 reps | **PAGE 54**

Wall Sit À Une Jambe - 30 sec | **PAGE 69**

Crunch Toucher D'orteils - 10 reps | **PAGE 75**

Élévation De Jambe + Extension Arrière Au Mur - 10 reps | **PAGE 29**

NIVEAU INTERMÉDIAIRE (Jours 11-20)

JOUR 11

Version Crunch Pour Le Centre Et Les Abdos - 20 reps | **PAGE 40**

Flexions Des Bras - 20 reps | **PAGE 52**

Poussée Des Hanches Au Mur - 20 reps | **PAGE 60**

Élévation Latérale De La Jambe Au Mur - 1 min chaque côté | **PAGE 74**

Table Top Au Mur - 1 min | **PAGE 76**

JOUR 12

Version Oblique Pour Le Centre Et Les Abdos - 20 reps | **PAGE 41**

Étirement Des Bras/Épaules - 1 min | **PAGE 53**

Fentes Classiques - 20 reps chaque jambe | **PAGE 61**

Crunch Toucher D'orteils - 20 reps | **PAGE 75**

Élévation De Jambe + Extension Arrière Au Mur - 20 reps | **PAGE 29**

JOUR 13

Crunches De Vélo Au Mur - 20 reps | **PAGE 42**

Pompes Au Mur - 20 reps | **PAGE 54**

Fentes + Coup De Pied Arrière - 20 reps chaque jambe | **PAGE 62**

Étirement D'une Jambe Au Mur (Gauche & Droite) - 20 reps chaque | **PAGE 77**

Ciseaux Au Mur - 1 min | **PAGE 78**

JOUR 14

Pikes Crunches Au Mur - 20 reps | **PAGE 43**

Pompes Au Mur Version Pose Du Chien - 20 reps | **PAGE 55**

Fentes Avec La Jambe Appuyée Sur Le Mur - 20 reps chaque jambe | **PAGE 63**

Rotation De La Glute Bridge Étendue - 20 reps | **PAGE 79**

Planche Dynamique Avec Support Mural - 1 min | **PAGE 80**

JOUR 15

Pression Abdominale Au Mur - Version Jambes - 20 reps | **PAGE 44**

Rotation Du Tronc Assise - 20 reps chaque côté | **PAGE 56**

Squats Au Mur - 20 reps | **PAGE 64**

Élévation Latérale De La Jambe Au Mur - 1 min chaque côté | **PAGE 74**

Table Top Au Mur - 1 min | **PAGE 76**

JOUR 16

Superman - 1 min | **PAGE 45**

Touches De Mur En Planche - 1 min | **PAGE 57**

Wall Sit Avec Élévation Des Talons - 20 reps | **PAGE 65**

Crunch Toucher D'orteils - 20 reps | **PAGE 75**

Élévation De Jambe + Extension Arrière Au Mur - 20 reps | **PAGE 29**

JOUR 17

Teaser Abdominaux Et Centre Au Mur - 1 min | **PAGE 46**

Planche Inclinée Vers Le Bas - 1 min | **PAGE 58**

Élévation De Jambe Debout Au Mur - 20 reps chaque jambe | **PAGE 66**

Étirement D'une Jambe Au Mur (Gauche & Droite) - 20 reps chaque | **PAGE 77**

Ciseaux Au Mur - 1 min | **PAGE 78**

JOUR 18

Planche En Marchant Au Mur - 1 min | **PAGE 47**

Flexions Des Bras - 20 reps | **PAGE 52**

Coquillages Au Mur - 20 reps chaque jambe | **PAGE 67**

Rotation De La Glute Bridge Étendue - 20 reps | **PAGE 79**

Planche Dynamique Avec Support Mural - 1 min | **PAGE 80**

JOUR 19

Posture Du Dauphin - 1 min | **PAGE 48**

Étirement Des Bras/Épaules - 1 min | **PAGE 53**

Squats Face Au Mur - 20 reps | **PAGE 68**

Élévation Latérale De La Jambe Au Mur - 1 min chaque | **PAGE 74**

Table Top Au Mur - 1 min | **PAGE 76**

JOUR 20

Posture Du Dauphin Avec Les Pieds Éléves Sur Le Mur - 1 min | **PAGE 49**

Pompes Au Mur - 20 reps | **PAGE 54**

Wall Sit À Une Jambe - 1 min | **PAGE 69**

Crunch Toucher D'orteils - 20 reps | **PAGE 75**

Élévation De Jambe + Extension Arrière Au Mur - 20 reps | **PAGE 29**

NIVEAU AVANCÉ (Jours 21-30)

JOUR 21

Version Crunch Pour Le Centre Et Les Abdos - 30 reps | **PAGE 40**

Flexions Des Bras - 30 reps | **PAGE 52**

Poussée Des Hanches Au Mur – 30 reps | **PAGE 60**

Élévation Latérale De La Jambe Au Mur - 1 min 30 sec chaque côté | **PAGE 74**

Table Top Au Mur - 1 min 30 sec | **PAGE 76**

JOUR 22

Version Oblique Pour Le Centre Et Les Abdos - 30 reps | **PAGE 41**

Étirement Des Bras/Épaules - 1 min 30 sec | **PAGE 53**

Fentes Classiques - 30 reps chaque jambe | **PAGE 61**

Crunch Toucher D'orteils - 30 reps | **PAGE 75**

Élévation De Jambe + Extension Arrière Au Mur - 30 reps | **PAGE 29**

JOUR 23

Crunches De Vélo Au Mur - 30 reps | **PAGE 42**

Pompes Au Mur - 30 reps | **PAGE 54**

Fentes + Coup De Pied Arrière - 30 reps chaque jambe | **PAGE 62**

Étirement D'une Jambe Au Mur (Gauche & Droite) - 30 reps chaque | **PAGE 77**

Ciseaux Au Mur - 1 min 30 sec | **PAGE 78**

JOUR 24

Pikes Crunches Au Mur - 30 reps | **PAGE 43**

Pompes Au Mur Version Pose Du Chien - 30 reps | **PAGE 55**

Fentes Avec La Jambe Appuyée Sur Le Mur - 30 reps chaque jambe | **PAGE 63**

Rotation De La Glute Bridge Étendue - 30 reps | **PAGE 79**

Planche Dynamique Avec Support Mural - 1 min 30 sec | **PAGE 80**

JOUR 25

Pression Abdominale Au Mur - Version Jambes - 30 reps | **PAGE 44**

Rotation Du Tronc Assise - 30 reps chaque côté | **PAGE 56**

Squats Au Mur - 30 reps | **PAGE 64**

Élévation Latérale De La Jambe Au Mur - 1 min 30 sec chaque côté | **PAGE 74**

Table Top Au Mur - 1 min 30 sec | **PAGE 76**

JOUR 26

Superman - 1 min 30 sec | **PAGE 45**

Touches De Mur En Planche - 1 min 30 sec | **PAGE 57**

Wall Sit Avec Élévation Des Talons - 30 reps | **PAGE 65**

Crunch Toucher D'orteils - 30 reps | **PAGE 75**

Élévation De Jambe + Extension Arrière Au Mur - 30 reps | **PAGE 29**

JOUR 27

Teaser Abdominaux Et Centre Au Mur - 1 min 30 sec | **PAGE 46**

Planche Inclinée Vers Le Bas - 1 min 30 sec | **PAGE 58**

Élévation De Jambe Debout Au Mur - 30 reps chaque jambe | **PAGE 66**

Étirement D'une Jambe Au Mur (Gauche & Droite) - 30 reps chaque | **PAGE 77**

Ciseaux Au Mur - 1 min 30 sec | **PAGE 78**

JOUR 28

Planche En Marchant Au Mur - 1 min 30 sec| **PAGE 47**

Flexions Des Bras - 30 reps | **PAGE 52**

Coquillages Au Mur - 30 reps chaque jambe| **PAGE 67**

Rotation De La Glute Bridge Étendue - 30 reps | **PAGE 79**

Planche Dynamique Avec Support Mural - 1 min 30 sec | **PAGE 80**

JOUR 29

Posture Du Dauphin - 1 min 30 sec | **PAGE 48**

Étirement Des Bras/Épaules - 1 min 30 sec | **PAGE 53**

Squats Face Au Mur - 30 reps | **PAGE 68**

Élévation Latérale De La Jambe Au Mur - 1 min 30 sec chaque côté | **PAGE 74**

Table Top Au Mur - 1 min 30 sec | **PAGE 76**

JOUR 30

Posture Du Dauphin Avec Les Pieds Éléves Sur Le Mur - 1 min 30 sec | **PAGE 49**

Pompes Au Mur - 30 reps | **PAGE 54**

Wall Sit À Une Jambe - 1 min 30 sec | **PAGE 69**

Crunch Toucher D'orteils - 30 reps | **PAGE 75**

Élévation De Jambe + Extension Arrière Au Mur - 30 reps | **PAGE 29**

Chapitre 6 : Nutrition et bien-être

Conseils nutritionnels pour une performance optimale en Wall Pilates

Dans le domaine du Wall Pilates, où précision, force et flexibilité convergent, la nutrition joue un rôle essentiel dans la détermination de la performance d'une personne. Pour alimenter correctement le corps pour ce régime d'exercice unique, il est essentiel de privilégier un apport équilibré en macronutriments. Les glucides, souvent considérés comme la principale source d'énergie du corps, doivent être consommés sous forme de céréales complètes et de sources complexes pour fournir une énergie durable lors de longues séances contre le mur. Les protéines, essentielles à la réparation et à la croissance musculaire, doivent être issues de sources maigres telles que la volaille, le poisson, les légumineuses et le tofu. Les graisses saines provenant des avocats, des noix et de l'huile d'olive peuvent aider à lubrifier les articulations et à réduire l'inflammation. L'hydratation ne peut également être négligée ; le maintien de niveaux de fluides optimaux assure la fonction musculaire et aide à la récupération post-exercice. De plus, les micronutriments comme le magnésium et le calcium, présents respectivement dans les légumes à feuilles vertes et les produits laitiers, peuvent renforcer la solidité des os, un aspect crucial du Wall Pilates. En intégrant ces directives nutritionnelles, les praticiens peuvent améliorer leur endurance, réduire le risque de blessure et véritablement exploiter le pouvoir transformateur du Wall Pilates.

Macronutriments :

1. **Glucides :**

Céréales complètes (par exemple, quinoa, riz complet, avoine) : Fournissent une énergie durable et sont riches en fibres, aidant la digestion.

Patates douces : Une excellente source de glucides complexes et de vitamine A.

Fruits (par exemple, bananes, baies, pommes) : Offrent une énergie rapide et sont riches en vitamines et antioxydants.

Légumineuses (par exemple, lentilles, pois chiches, haricots) : Riches en fibres et en protéines, soutenant une énergie prolongée et la fonction musculaire.

2. **Protéines :**

Blanc de poulet : Une source maigre de protéines qui soutient la croissance et la réparation musculaire.

Poisson (par exemple, saumon, maquereau, sardines) : Riche en acides gras oméga-3 et en protéines, favorisant la santé cardiaque et la récupération musculaire.

Tofu : Une source de protéines végétales qui fournit également des acides aminés essentiels.

Œufs : Offrent des protéines de haute qualité et des vitamines et minéraux essentiels.

3. **Graisses :**

Avocats : Fournissent des graisses monoinsaturées saines et sont riches en potassium.
Noix (par exemple, amandes, noix, noix de cajou) : Offrent des graisses saines, des protéines et des minéraux essentiels.
Huile d'olive : Contient des graisses monoinsaturées bonnes pour le cœur et des antioxydants.
Graines de chia : Une source d'acides gras oméga-3, de fibres et de protéines.

Micronutriments et Leurs Sources :

1. **Calcium :** Essentiel pour la santé des os.

Sources : Produits laitiers (lait, fromage, yaourt), laits végétaux enrichis, légumes à feuilles vertes et sardines.

2. **Fer :** Vital pour le transport de l'oxygène dans le sang.

Sources : Viande rouge, épinards, lentilles, graines de citrouille et céréales enrichies.

3. **Magnésium :** Soutient la fonction musculaire et la production d'énergie.

Sources : Amandes, épinards, avocat et chocolat noir.

4. **Potassium :** Régule l'équilibre des fluides et les contractions musculaires.

Sources : Bananes, patates douces, haricots et épinards.

5. **Vitamine C :** Importante pour la fonction immunitaire et la santé de la peau.

Sources : Oranges, fraises, poivrons et brocoli.

6. **Vitamine D :** Essentielle pour l'absorption du calcium et la santé des os.

Sources : Poissons gras, produits laitiers enrichis, jaunes d'œufs et exposition au soleil.

7. **Zinc :** Soutient la fonction immunitaire et la cicatrisation des plaies.

Sources : Bœuf, pois chiches, noix de cajou et graines de citrouille.

8. **Folate :** Vital pour la synthèse de l'ADN et la division cellulaire.

Sources : Légumes à feuilles vertes, céréales enrichies, oranges et légumineuses.

Gestion du Poids : Perte de Poids, Maintien et Croissance Musculaire.

Pour atteindre l'un de ces objectifs, il est essentiel de connaître votre métabolisme de base, qui, en termes simples, est la quantité de calories que votre corps brûle chaque jour.

Votre taux de métabolisme de base est produit à travers la formule suivante de métabolisme de base :

Femmes : $TMB = 447.593 + (9.247 \times \text{poids en kg}) + (3.098 \times \text{taille en cm}) - (4.330 \times \text{âge en années})$

Si vous n'aimez pas les mathématiques, j'ai créé un tableau Excel juste pour cela.

SCANNEZ LE CODE QR

INSTRUCTIONS : Pour remplir le tableau ci-dessus, tu dois cliquer sur 'Fichier' puis sur 'Créer une copie'.

De plus, pour atteindre votre objectif physique, d'autres facteurs tels que la quantité de mouvement que vous faites pendant la journée doivent être pris en compte.

Pour cette raison, j'ai décidé de partager avec vous ce site web où vous pouvez calculer gratuitement la quantité de calories dont vous avez besoin pour perdre du poids, le maintenir ou l'augmenter.

SCANNEZ LE CODE QR

Conclusion

En arrivant à la fin de ce guide, je tiens à vous exprimer ma profonde gratitude. Votre engagement à vous lancer dans ce voyage de Pilates mural, et votre confiance en ce guide, sont vraiment louables. N'oubliez pas que chaque page que vous avez tournée, chaque exercice que vous avez essayé, et chaque moment que vous avez consacré à votre bien-être témoignent de votre détermination et de votre passion.

Il ne s'agit pas seulement de la transformation physique ; il s'agit de la croissance mentale et émotionnelle que vous avez cultivée tout au long de ce processus. Vous devriez être incroyablement fier de vous. Tout le monde ne prend pas l'initiative de s'améliorer, mais vous l'avez fait. Et cela en dit long sur votre caractère et votre dévouement.

En poursuivant sur cette voie, souvenez-vous toujours que le voyage est tout aussi important, sinon plus, que la destination. Célébrez vos petites victoires, tirez des leçons des défis, et efforcez-vous toujours d'être la meilleure version de vous-même.

Merci de m'avoir permis de faire partie de votre voyage transformateur. Restez motivé, restez fort, et souvenez-vous toujours d'être fier de chaque pas que vous faites vers un vous plus sain et plus heureux.

Avec mes salutations les plus chaleureuses et mes meilleurs vœux pour votre succès continu,

VOTRE AVIS EST INESTIMABLE !

Si vous avez un instant, je vous serais très reconnaissant(e) si vous pouviez laisser un commentaire, partageant vos impressions et vos réflexions sur ce livre. Vos retours aideront d'autres lecteurs et me fourniront également un précieux retour pour mes futurs écrits.

SCANNEZ LE CODE QR POUR LAISSER UN COMMENTAIRE.

MERCI

Eva Ross

Printed by Amazon Italia Logistica S.r.l.
Torrazza Piemonte (TO), Italy

58186076R00065